Ann Fichtner / Sabine Brüggen / Birgit Huber

Elternberatung nach dem Kanadischen Modell

Ein Leitfaden für Ergotherapeuten

Ann Fichtner / Sabine Brüggen / Birgit Huber

Elternberatung nach dem Kanadischen Modell

Ein Leitfaden für Ergotherapeuten

verlag modernes lernen - Dortmund

© 2005 BORGMANN MEDIA verlag modernes lernen Borgmann KG
Hohe Straße 39 • D-44139 Dortmund

Gesamtherstellung: Löer Druck GmbH, Dortmund
Illustrationen: Eva Pluimers

Bestell-Nr. 1060

ISBN 3-8080-0576-9
(ISBN 978-3-8080-0576-7)

Inhalt

1. Vorwort

1.1 Die Entstehung

Im Rahmen des einjährigen Bachelor-Studiengangs 2002/2003 an der Hogeschool Zuyd in den Niederlanden haben wir uns in unserer Diplomarbeit mit der Elternberatung nach dem Kanadischen Modell (Canadian Model of Occupational Performance – CMOP) beschäftigt. Aus unserer bisherigen Berufspraxis in der Pädiatrie empfanden wir Elternberatung als etwas, das von jedem Therapeuten sehr individuell eingesetzt wird. Wir vermissten ein einheitliches ergotherapeutisches Konzept. Das klientenzentrierte CMOP mit seinem Prozessmodell OPPM erschien uns eine geeignete Vorgehensweise dafür.
In einer Fragebogenstudie nach der Delphi-Methode untersuchten wir, wie deutsche Ergotherapeuten (13 Experten) in der Behandlung 4- bis 6-jähriger Kinder nach dem CMOP deren Eltern beraten.
Wir messen der Elternberatung in dieser Altersgruppe besondere Bedeutung bei, da 4- bis 6-jährige Kinder bezüglich des Therapieprozesses nur begrenzt entscheidungsfähig sind (Flaschel 2002).
Die Ergebnisse unserer Erhebung zeigen, dass die Elternberatung nach dem Kanadischen Modell die Effektivität der klientenzentrierten Behandlung erhöht und das OPPM eine geeignete Vorgehensweise für den Beratungsprozess ist. Im weiteren Verlauf der Studie ergänzten wir das Behandlungsprozessmodell OPPM im Hinblick auf Beratungsaspekte.
Aus den Resultaten dieser Studie entstand das Grundgerüst des praktischen Leitfadens. In den letzten beiden Jahren nach Abschluss unseres Studiums konnten wir eigene berufspraktische Erfahrungen mit der Elternberatung nach dem Kanadischen Modell sammeln. Die Inhalte des Leitfadens wurden deswegen überarbeitet und praktisch vervollständigt. Auch wenn wir wissen, dass eine solche Veränderung nicht von einem Tag auf den anderen in den Alltag umzusetzen ist, soll der Leitfaden Ergotherapeuten bei einer an das Kanadische Modell angelehnten Elternberatung unterstützen. Wir möchten darstellen, wie man im Rahmen einer klientenzentrierten ergotherapeutischen Behandlung die Eltern beraten kann.

1.2 Die Anwendung des Leitfadens

Dieser Leitfaden richtet sich an Ergotherapeuten, die bereits nach dem CMOP klientenzentriert behandeln, aber auch insbesondere an alle Therapeuten, die auf der Suche nach einem geeigneten Vorgehen für ihre Elternberatung sind. Neben konkreten Anregungen für die Elternberatung geben wir Impulse, die zeigen, wie lohnend die Auseinandersetzung mit dem Kanadischen Modell sein kann. Dieser Leitfaden soll eine Hilfe bei der Umsetzung einer klientenzentrierten Elternberatung sein, erhebt aber keinen Anspruch auf Vollständigkeit.

Wir haben uns aufgrund der leichteren Lesbarkeit entschieden, die männliche Form von „Ergotherapeut" zu verwenden. Die weibliche Form ist selbstverständlich eingeschlossen.

1.3 Aufbau des Leitfadens

Zu Beginn verdeutlichen wir die Grundgedanken des Kanadischen Modells, insbesondere mit Sicht auf das 4- bis 6-jährige Kind.

Im Weiteren gehen wir auf die Elternberatung in der Ergotherapie und auf wichtige allgemeine Beratungsaspekte ein. Das folgende Kapitel beinhaltet die Ergebnisse unserer Studie und gibt ein Abbild der Erfahrungen von Ergotherapeuten, die dieses Modell in der Behandlung wie auch in der Elternberatung anwenden. Anhand eines Fallbeispiels wird der ergotherapeutische Elternberatungsprozess praktisch dargestellt.

Interessant für die Umsetzung sind die Chancen und Schwierigkeiten, die sich aus Sicht der Ergotherapeuten aus der klientenzentrierten Elternberatung ergeben. Die Veränderungen, die wir selbst seit der Anwendung des Kanadischen Modells in unserer Elternberatung und klientenzentrierten Behandlung bemerkt haben, finden dort ebenfalls ihren Platz. Schlussgedanken reflektieren die praktische Anwendung und geben einen Ausblick auf mögliche Weiterentwicklungen.

Im Glossar werden Begrifflichkeiten des Kanadischen Modells, die in der deutschen Ergotherapie bislang wenig verwendet werden, erklärt.

Abschließend werden Literaturhinweise und eine kurze Information zu den Autorinnen gegeben.

2. Das Kanadische Modell (CMOP)

2.1 Das 4- bis 6-jährige Kind im Kanadischen Modell

In diesem Kapitel wird das 4- bis 6-jährige Kind in der klientenzentrierten ergotherapeutischen Behandlung aus der Sicht des Kanadischen Modells betrachtet. Dabei wird auf die Grundlagen des Praxismodells, den Entwicklungstand 4- bis 6-jähriger Kinder und die Besonderheiten einer klientenzentrierten ergotherapeutischen Behandlung eingegangen.
Das Kanadische Modell CMOP (Canadian Model of Occupational Performance) entstand 1983 aus einer Zusammenarbeit des kanadischen Ergotherapieverbandes und des kanadischen Gesundheitsministeriums auf der Suche nach einem geeigneten Messinstrument. Es beschreibt den Zusammenhang zwischen Personen, den Handlungen, die sie täglich ausführen und der Umwelt, in der sie leben, arbeiten und spielen. Das Modell bietet Ergotherapeuten eine Struktur, um mit dem Klienten seine für ihn bedeutungsvollen Betätigungen zu erkennen und besser durchzuführen.
Nach dem Modell wird Betätigungsperformanz (Occupational Performance) definiert als die Fähigkeit, sinnvolle kulturell bedingte und altersentsprechende Betätigungen auszuwählen und zufriedenstellend auszuführen, um sich selbst zu versorgen, Freude am Leben zu haben und zum sozialen und ökonomischen Gefüge einer Gesellschaft beizutragen.
Betätigungen sind alle für den Menschen bedeutungsvollen Aktivitäten und Aufgaben des täglichen Lebens. Welche Aktivität für ein Kind bedeutungsvoll ist, hängt vom Alter des Kindes, seinen Interessen, seinen Stärken und seiner Motivation ab. So kann das Spiel mit einem Ball bedeutungsvoll für ein Kind sein. Hierbei erfährt es motorische Aktivität, lernt (dadurch) und gewinnt durch die Betätigung Spaß. Im Kanadischen Modell wird die Betätigung als das Grundbedürfnis aller angesehen, sie bringt Bedeutung und Sinn in das Leben eines Menschen und trägt zu Gesundheit und Wohlbefinden bei.

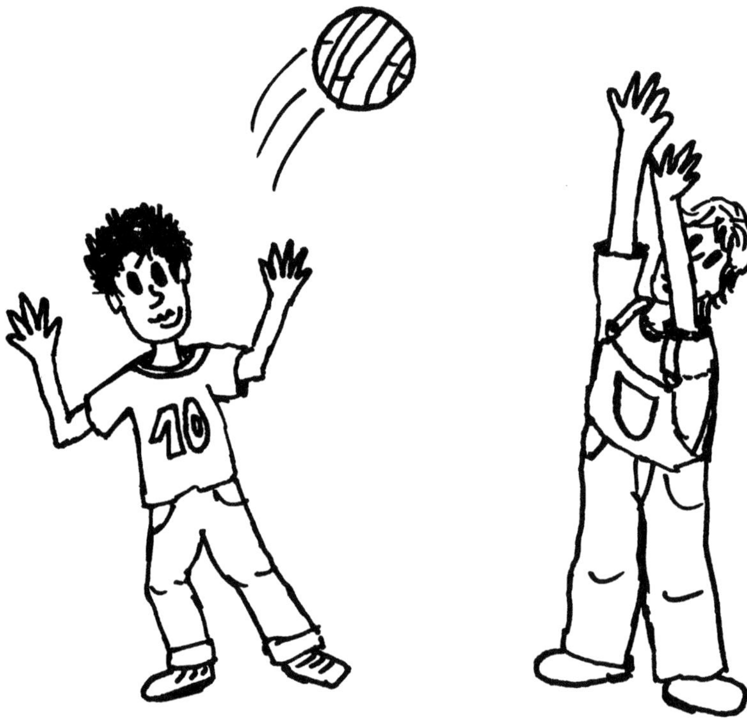

Im Rahmen des klientenzentrierten Kanadischen Modells wurde ein Messinstrument entwickelt – das COPM (Canadian Occupational Performance Measure). Das COPM ist ein halbstrukturiertes Interview, in dem der Klient seine Probleme benennt und nach Wichtigkeit einstuft. Daraus werden die Ziele der Therapie festgelegt. Dabei werden die Handlungen des Klienten in den drei Handlungsbereichen Selbstversorgung, Produktivität und Freizeit betrachtet. Zu einem späteren Zeitpunkt kann die Wiederholung des COPM Fortschritte der Therapie anzeigen. Der Klient wird mit dem COPM aktiv in die Therapie einbezogen und behält so seine Autonomie und Verantwortung innerhalb des therapeutischen Prozesses. Ist der eigentliche Klient, wie z.B. das Kind, dazu nicht in der Lage, besteht die Möglichkeit, das COPM mit einem sogenannten „erweiterten Klienten“, also in unserem Fall mit den Eltern des Kindes durchzuführen.
Die einzelnen Komponenten des Modells werden in der auf S. 11 dargestellten Grafik verdeutlicht und anschließend anhand eines 4- bis 6-jährigen Kindes genauer erläutert.
Die dreidimensionale Darstellung zeigt die dynamische Wechselbeziehung zwischen dem Kind, der Umwelt und ihrem Handeln.

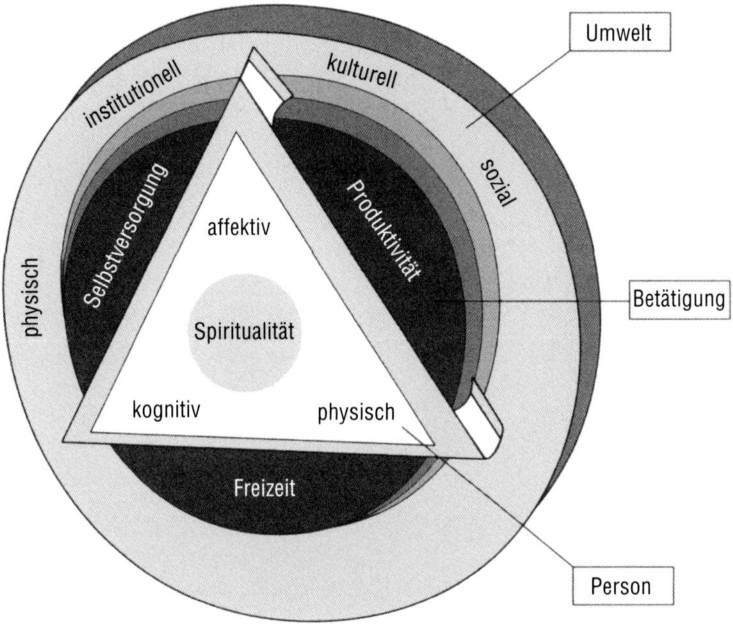

Grafik 1: Canadian Model of Occupational Performance (nach: Jerosch-Herold, 1999)

Die Person

Im Kern des Modells steht die **Spiritualität** des Kindes. Jedes Kind ist einzigartig. Das drückt sich in der ganz besonderen Art aus, wie es Betätigungen ausübt und sich dabei verhält. Spiritualität umfasst u.a. die eigenen Werte und Normen, Selbstbewusstsein und Selbstwert, Freude und Verantwortungsbewusstsein.
Eine typische kindliche Betätigung ist das Spiel mit einem Ball. Dieses Spiel mit dem Ball kann bei jedem Kind anders aussehen. Das Ziel, das es mit seiner Betätigung erreichen will, steuert die Ausführung seiner Handlung. Während das eine Kind den Ball gegen eine Wand schießt, übt das andere Kind ein Tor zu treffen.
Die Spiritualität eines Kindes wird u.a. stark geprägt vom Elternhaus, von der Geschwisterkonstellation und von individuell erlebten, emotionalen Grundbedürfnissen wie dem Bedürfnis nach uneingeschränkter Liebe, nach Respekt und Zuwendung, nach Stabilität und nach elterlicher Fürsorge. Eltern und kindliche Bezugspersonen leben den Kindern ihre eigene Spiritualität vor. Kinder

lernen und erfahren, was den Menschen, mit denen sie zusammen sind, wichtig ist und wie diese sich in bestimmten Situationen verhalten, miteinander umgehen und sich wertschätzen. Normen und Werte erlernt ein Kind zuerst innerhalb seiner Familie, z.B. dass Kinder im Auto zum eigenen Schutz im Kindersitz sitzen. Sein Selbstbewusstsein erhält ein Kind über das Erfahren erfolgreicher Handlungen. Das Kind spürt, dass es in seiner Umgebung etwas bewirken kann. Das Kind wird unterstützt, wenn die Umwelt ihm die für sein Alter und seinen Entwicklungsstand entsprechend größtmögliche Selbständigkeit zugesteht. Das Kind kann Verantwortung übernehmen, indem es kleine Aufgaben im Alltag der Familie erledigt wie Blumen gießen, Tisch decken oder auf den Bruder aufpassen. Es erfährt, dass ihm etwas zugetraut wird und es verantwortlich sein kann.

Um Tätigkeiten auszuführen, benötigt das Kind sogenannte **Performanzkomponenten,** die unterteilt sind in **affektive**, **kognitive** und **physische**. Diese Handlungskomponenten sind Grundfähigkeiten, die es ihm ermöglichen, seinem Alter und seinem Entwicklungsstand entsprechende Betätigungen auszuführen. Ein Kind benötigt bestimmte Vorraussetzungen, um spielen zu können. Damit das Kind beide Hände zum Spiel einsetzen kann, ist beispielsweise eine stabile Haltung beim Sitzen notwendig.

Zu den **affektiven Komponenten** gehören alle emotionalen und sozialen Funktionen, die während einer Betätigung vorkommen. Beim 4- bis 6-jährigen Kind gehört dazu sowohl die Interaktion mit seinen Eltern, Geschwistern und Bezugspersonen als auch das Spiel mit Gleichaltrigen. Dabei erlebt das Kind verschiedene Gefühle und lernt mit ihnen umzugehen. Im Spiel lassen Kinder bestimmte Gegenstände sprechen. So lassen sie den Teddy weinen, weil er einen Unfall hatte. In Rollenspielen können Kinder in verschiedenen Rollen agieren und so lernen, sich in vielfältigen Situationen angemessen zu verhalten.

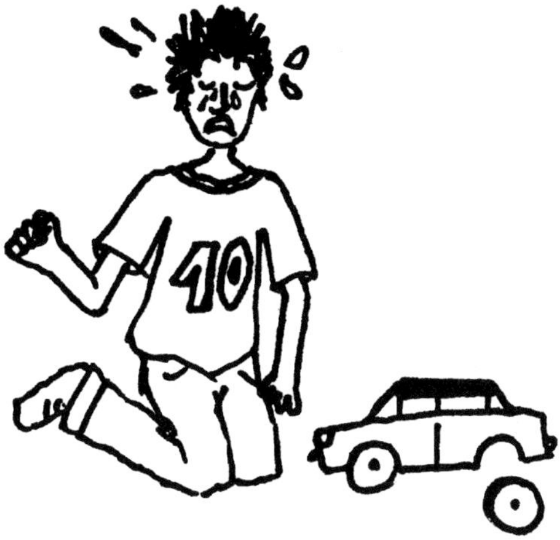

Wenn irgendein Vorhaben nicht klappt z.B. wenn ein Spielzeug kaputt geht, erhält das Kind sowohl ein Gespür für sein eigenes Können als auch für seine Grenzen. Um mit Frustration adäquat umgehen zu können, benötigt das Kind ein gesundes Selbstvertrauen. Obwohl das 4- bis 6-jährige Kind oft noch Aufforderungen der Eltern überhört, lernt es, sich unterzuordnen und gesellschaftliche Regeln zu akzeptieren, und sein Interesse an der sozialen Umwelt wächst. Das Kind lernt z.B. den Tagesablauf und die dazugehörigen Abläufe und Regeln im Kindergarten kennen. Durch ständige Weiterentwicklung und die zunehmende Kontrolle über den eigenen Körper entwickelt es mehr Selbstbewusstsein.

Die **kognitiven Komponenten** umfassen alle mentalen Funktionen, die Wahrnehmung, Konzentration, Gedächtnis, Urteilsvermögen und logisches Denken mit einschließen. Das 4- bis 6-jährige Kind ist in der Lage, über konkrete Ereignisse durch Vorstellungskraft nachzudenken. Durch seine Neugier im Spiel, die es durch Ausprobieren und Erforschen zu neuen Erkenntnissen bringt, verbessert es seine Fähigkeit zum logischen Denken. Die motorischen Fertigkeiten und auch die Malentwicklung eines 4- bis 6-jährigen Kindes spiegeln ebenfalls die kognitiven und visuellen Wahrnehmungsfähigkeiten wieder. Ein Kind mit vier Jahren kann eine erkennbare Person zeichnen. Es ist in der Lage, einzelne Körperteile in den richtigen Bezug zueinander zu bringen. Erst mit 5 Jahren sind menschliche Darstellungen realistischer und das Kind beginnt Situationen darzustellen (Pauli, 1998). Um etwas konstruieren zu können, muss das Kind über räumliche Vorstellungskraft verfügen.

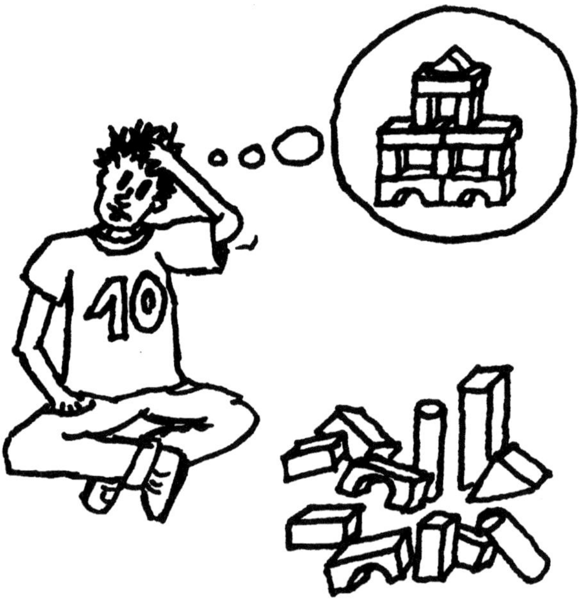

Insgesamt ist ein 4- bis 6-jähriges Kind wissbegierig und beginnt sich mit der Realität zu beschäftigen. Es lernt zu fragen, zu begründen und Problemlösungen zu finden. Die sprachlichen Fähigkeiten sowie das Zahlen- und Mengenverständnis des Kindes wachsen. Das Kind kennt im vierten Lebensjahr die Formen (Dreieck, Viereck, Kreis) und kann ein Rechteck und Quadrat unterscheiden. Bis zum sechsten Lebensjahr lernt das Kind kleine Rechenaufgaben zu lösen. Es kann herausfinden, ob mehr Menschen oder mehr Tiere auf einem Bild zu sehen sind.
Mit dem sechsten Lebensjahr sollte die Konzentration und Ausdauer des Kindes so groß sein, dass es eingeschult werden kann. Das heißt, dass sich ein Kind mindestens ein halbe Stunde ruhig am Tisch beschäftigen kann und die Bereitschaft zeigt, eine fremdbestimmte Aufgabe zu lösen.

Die **physischen Komponenten** umfassen alle sensorischen und motorischen Anteile sowie sensomotorischen Funktionen. Für das 4- bis 6-jährige Kind bedeutet dies z.B. die Ausreifung des Gleichgewichtssinns, welcher ständig durch Klettern, Turnen und Balancieren trainiert wird.
Das Gangmuster eines vierjährigen Kindes entspricht bereits dem eines Erwachsenen. Während des fünften und sechsten Lebensjahres entwickelt sich dann das ausgereifte Rennmuster und das Kind testet ständig seine eigene Geschwindigkeit im Vergleich zu ande-

ren Kindern (Case Smith, 2001). Mit fünf Jahren kann das Kind auf einem Bein hüpfen und lernt Rollschuhlaufen. Zwischen dem vierten und fünften Lebensjahr lernt das Kind einen Ball aus vier Metern Entfernung mit beiden Händen aufzufangen. Mit fünfeinhalb bis sechs Jahren hat das Kind genügend Überblick über Ball- und Turnspiele in einer Gruppe und seine Bewegungsreaktionen sind so gut angepasst, dass es diese Spiele mitmachen kann.

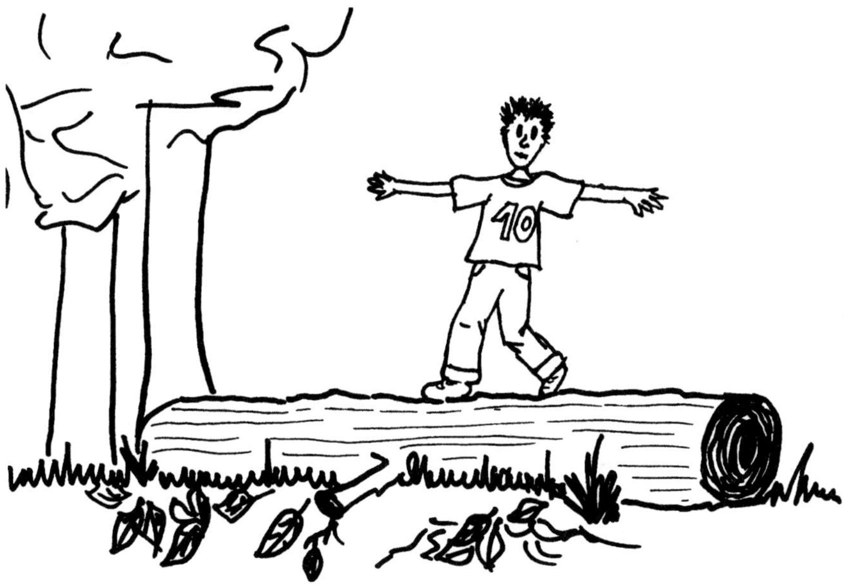

Das Vorschulalter ist außerdem eine Zeit schneller Entwicklungen in Bezug auf feinmotorische Fähigkeiten. Das Kind beginnt nun langsam sich für den Gebrauch einer Hand zu entscheiden und wird im Umgang mit dem Stift immer sicherer. Es gelingt ihm auch, den Stift im Dreipunktgriff zu halten und kleine Dinge und exakte Muster zu malen (Pauli, 1998). Es lernt eine Schleife zu binden und kann kleine Bastelarbeiten selbständig durchführen. Das Kind hat nun die feinmotorischen Voraussetzungen, um schreiben zu lernen.

Die Performanzkomponenten werden nicht isoliert betrachtet, sondern stehen in Abhängigkeit zueinander und können sich gegenseitig bedingen. Sind bei einem Kind die physischen Performanzkomponenten noch nicht altergemäß entwickelt, kann das Auswirkungen auf seine affektiven oder kognitiven Handlungskomponenten haben. Dieses Kind ist dann möglicherweise oft frustriert, traut sich wenig zu oder vermeidet Anforderungen.

Die Betätigung

Die Betätigungen des 4- bis 6-jährigen Kindes finden in den Bereichen **Selbstversorgung**, **Produktivität** und **Freizeit** statt.

Die **Selbstversorgung** beschreibt Betätigungen der eigenen Versorgung, wie die körperliche Pflege, die Mobilität oder das Regeln von persönlichen Angelegenheiten. In der Lebensphase zwischen 4 und 6 Jahren wird das Kind beim Waschen, An- und Ausziehen, beim Essen und in der Hygiene sehr selbständig. Diese Entwicklung hängt neben den Performanzkomponenten ganz besonders davon ab, wie die Eltern ihre Anforderungen und Hilfestellungen dosieren. Ebenso gehört hierzu das selbständige Kommunizieren, wie das Erzählen von Erlebnissen. Mit 6 Jahren kann sich das Kind alleine in der Nachbarschaft bewegen und sich an kleinen Hausarbeiten beteiligen.

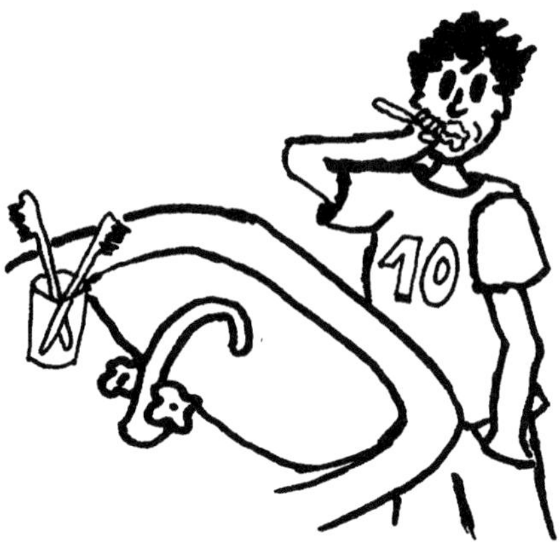

Die **Produktivität** beinhaltet Betätigungen wie den Schulbesuch, bezahlte oder unbezahlte Arbeit, das Führen des Haushaltes oder die Erziehung. Mit 4 bis 6 Jahren verbringt ein Kind täglich einen großen Teil des Tages im Kindergarten, in der Vorschule, dem Schulkindergarten oder bereits in der Schule. Dabei nehmen die Anforderungen an das Kind, sich an Regeln zu halten und an gemeinsamen Aktivitäten teilzunehmen, stetig zu. Durch das zielgerichtete Spielen, das Basteln, Schneiden, Malen, das Umgehen mit Werk-

zeugen und das Planen von Handlungen erlernt das Kind das Automatisieren von Tätigkeiten. Dabei gewinnen Farben, Formen und Mengen an Bedeutung. Auch zu Hause beim Erledigen von kleinen Hausarbeiten wie Aufräumen, Tischdecken oder kleinen Einkäufen handelt das Kind produktiv. Das Gefühl der Verantwortung ist dabei entscheidend.
Natürlich spielen auch hier die Performanzkomponenten, die Anregungen aus der Umwelt und die Motivation eine entscheidende Rolle.

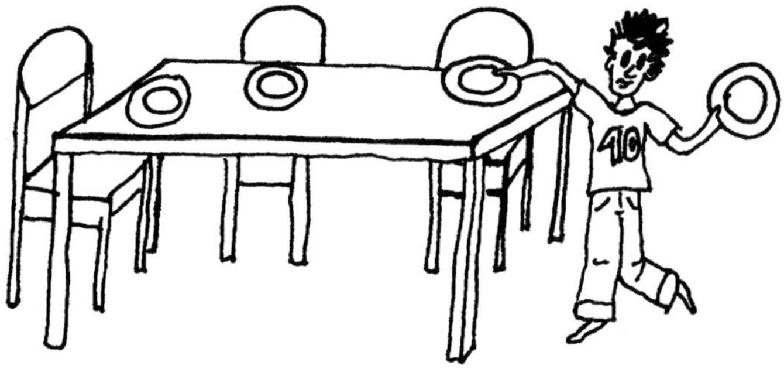

Die **Freizeit** beschreibt Betätigungen zum Vergnügen. Dies meint sowohl soziale Beziehungen und Hobbys als auch Sport, Reisen und Kultur. Im Freizeitbereich steht mit 4 bis 6 Jahren ganz besonders die eigene Auswahl von Betätigungen im Mittelpunkt. Die starke Beeinflussung der Spielumwelt durch die Eltern nimmt ab und die eigene Motivation und Vorlieben werden entscheidender. Das Spiel wird variationsreicher. Neben Phantasie-, Rollen- und Regelspielen bekommen Bewegungsspiele einen größeren Stellenwert. Das Kind will sich mit Gleichaltrigen messen und seine Grenzen austesten. Die zunehmende Differenzierung der Motorik machen dem Kind das Dreirad-, Roller-, Fahrradfahren und später das Inlineskaten möglich. Das feinmotorische Geschick beim Konstruieren, Basteln, Malen und Puzzeln verbessert sich. Am Ende dieser Altersspanne zeigen die Kinder Interesse an Hobbys wie Turnen oder Fußballspielen im Verein, Musizieren oder dem Umgang mit dem Computer. Außerdem wächst das Interesse an Freundschaften und Kontakten außerhalb der Familie.

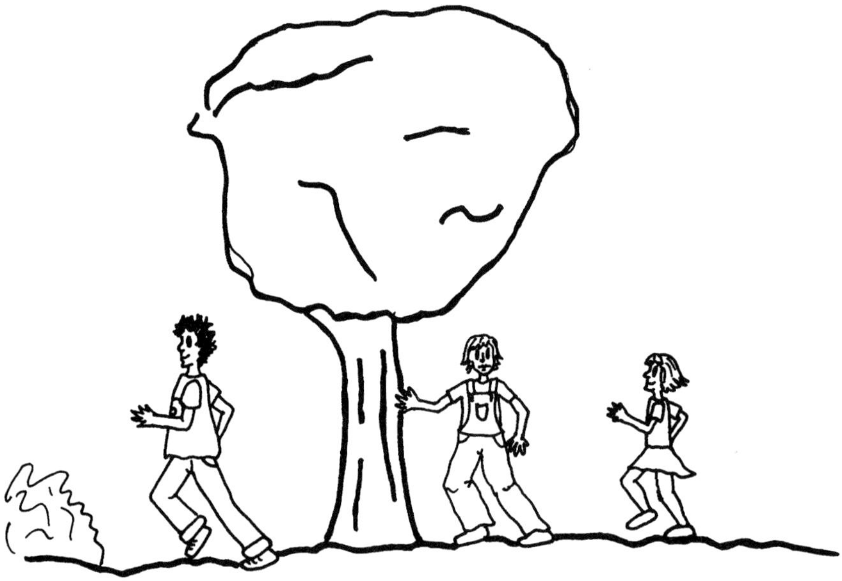

Die Umwelt

Ein weiterer wichtiger Faktor innerhalb des Kanadischen Modells ist die **Umwelt**, in der das Kind seine Betätigungen ausführt. Man unterscheidet die **kulturelle, institutionelle, physische und soziale Umwelt**.

Bis zum sechsten Lebensjahr werden die **kulturelle Umwelt** und damit auch die religiösen und traditionellen Werte hauptsächlich von der Familie des Kindes bestimmt. Kulturell bedingt kann es z.B. für Eltern wichtig sein, ihr behindertes Kind zu verwöhnen und zu versorgen, auch wenn es selbst Teile seiner Pflege und seines Alltags übernehmen könnte. In unserem Kulturkreis sind wir bemüht, die Selbstständigkeit und Eigeninitiative eines jeden Menschen zu fördern, damit er im Laufe seines Lebens die größtmögliche Handlungskompetenz erreichen kann.
Durch den Besuch der Schule löst sich das Kind langsam von den familiären Werten und Normen ab. Durch den wachsenden Kontakt zu anderen Kindern oder den Besuch von Vereinen übernimmt es andere Wertvorstellungen oder ergänzt die von der Familie vorgelebten.

Zur **institutionellen Umwelt** gehören alle Einrichtungen, in denen das Kind verkehrt (z.B. Kindergarten, Musikschule) und die darin geltenden gesellschaftlichen Normen, Regeln und Abläufe.

Mit der Geburt eines Menschen beginnt seine Rechtsfähigkeit, d.h. jeder ist Träger von Rechten und Pflichten. Kinder haben bis zur Vollendung des 6. Lebensjahres Anspruch auf die Untersuchungen beim Kinderarzt (U1–U9), um die Früherkennung von Krankheiten zu gewährleisten. Mit 6 Jahren beginnt die Schulpflicht. Auch die Institution Familie mit ihren Rechten und Pflichten gehört zur institutionellen Umwelt. Die Eltern haben bis zur Vollendung des 14. Lebensjahres die Aufsichtspflicht für ihr Kind und sind vor dem Gesetz für ihr Kind verantwortlich (BGB, 2002).

Die **physische Umwelt** des 4- bis 6-jährigen Kindes besteht hauptsächlich aus den baulichen Gegebenheiten seiner häuslichen Umgebung, des Kindergartens oder gegebenenfalls der Schule sowie aus der es umgebenden Natur. So stellt die ländliche eine andere als die städtische Umgebung dar. Öffentliche Parks oder Spielplätze werden gemeinsam mit den Eltern aufgesucht und bieten dem Kind die Möglichkeit, seine Umwelt zu erweitern und neue Erfahrungen zu machen.
Beim 4- bis 6-jährigen Kind, das sich einen Großteil seiner Zeit mit dem Spielen beschäftigt, stellen auch die Spielmaterialien, die dem Kind in Familie, Kindergarten oder einer Fördermaßnahme zur Verfügung stehen, einen wesentlichen Teil der physischen Umwelt dar.

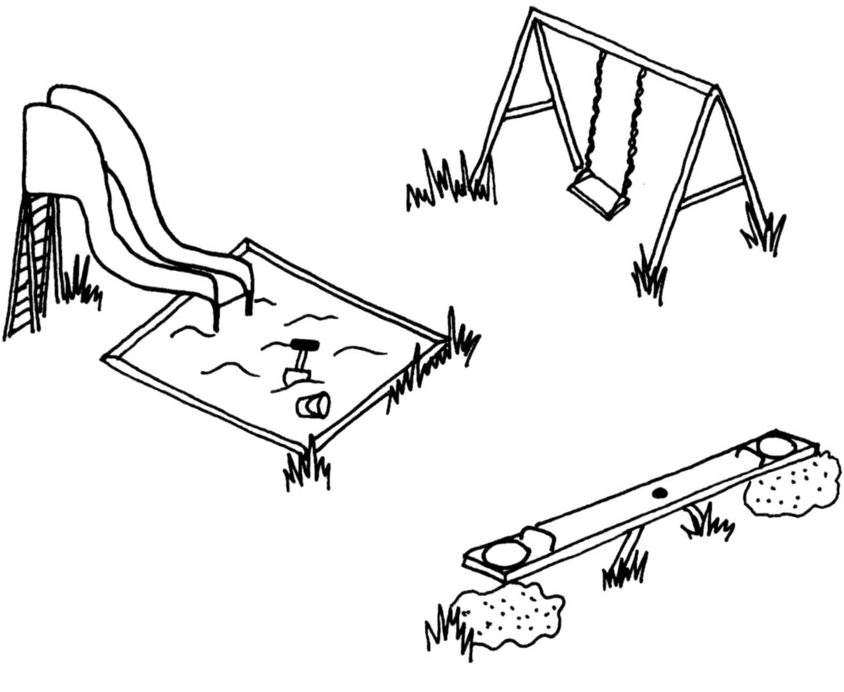

Die **soziale Umwelt** des 4- bis 6-jährigen Kindes wird hauptsächlich von seiner Familie, dem Kindergarten oder der Schule als auch von Spielkameraden und Freunden gebildet. Eine wesentliche Bedeutung haben dabei die engeren Bezugspersonen, die Eltern, die Geschwister und Großeltern. Aber auch Erzieher, Tagesmütter, Ergotherapeuten oder anderes Fachpersonal machen einen nicht unerheblichen Teil der sozialen Umwelt eines Kindes aus. Erst mit zunehmendem Alter vergrößert sich die soziale Umwelt des Kindes, da es durch den Besuch von Gruppen oder Vereinen die sozialen Kontakte zu anderen Personengruppen intensivieren kann.

2.2 Anwendung der Klientenzentriertheit

Die Klientenzentriertheit ist eines der wichtigsten Kernelemente des Kanadischen Modells.
Um die speziellen Bedürfnisse des Klienten oder seiner Angehörigen berücksichtigen zu können, sollte der Ergotherapeut davon überzeugt sein, dass der Klient selbst grundsätzlich in der Lage ist, seine eigenen Probleme zu identifizieren und Ziele für die Therapie zu benennen. Zu den Merkmalen der Klientenzentriertheit gehört eine respektvolle und partnerschaftliche Beziehung mit dem Klienten, die Anerkennung der Autonomie und Stärken des Klienten, wie auch der Glaube an einen Nutzen der Zusammenarbeit von Therapeut und Klient.

Wie kann in der Behandlung eines 4- bis 6-jährigen Kindes die Klientenzentriertheit umgesetzt werden?

In der pädiatrischen Ergotherapie verstehen wir unter einem Klienten zum einen das Kind, zum anderen die Eltern. Die Familie stellt ein sehr wichtiges Bezugssystem für das Kind dar. Da das 4- bis 6-jährige Kind aufgrund seiner Entwicklung noch nicht alle Entscheidungen unabhängig von seinen Eltern treffen kann, müssen wir sowohl **mit dem Kind als auch mit den Eltern klientenzentriert** vorgehen. Das 4- bis 6-jährige Kind hat ein von Erlebnissen und Reifung veränderbares Selbstbild und seine Entscheidungen sind noch nicht autonom, was bedeutet, dass man mit dem Kind auf eine andere Art und Weise klientenzentriert sein muss. Es kann nur selten seine Probleme und Bedürfnisse benennen. Sehr wohl aber ist es möglich, in spielerischer Form mit ihm über erlebte Stärken und Schwächen zu sprechen. Momentan beschäftigt sich die Fachgruppe Pädiatrie der COPM Expertengruppe (unterstützt vom

DVE) mit der kindgerechten Adaption des COPM für Schulkinder. Es wäre sinnvoll, eine für das 4- bis 6-jährige Kind anwendbare Form des COPM zu entwickeln.
Sind die **Bedürfnisse von Kind und Eltern** in die Ziel- und Behandlungsplanung mit eingegangen, so orientiert sich die Behandlung an den für das Kind wichtigen Aktivitäten. Die Kunst des Ergotherapeuten besteht darin, innerhalb einer vom Kind ausgewählten Betätigung die Herausforderungen so zu gestalten, dass man am Erreichen des vereinbarten Ziels arbeitet. Das 4- bis 6-jährige Kind soll sich als erfolgreich erleben, damit sich sein Selbstbild festigt und es Vertrauen in seine Fähigkeiten bekommt.
Der kanadische CO-OP Therapieansatz ist eine Möglichkeit, die Handlungsausführung von Kindern mit leichten motorischen Schwierigkeiten mit Hilfe von kognitiven Strategien positiv zu beeinflussen (CAOT, 2004).
Neben der **Evaluation** mit den Eltern kann man auch mit dem Kind die Behandlung evaluieren. Dies erfolgt beispielsweise am Ende jeder einzelnen Therapiestunde in Form einer gemeinsam gezogenen Bilanz und durch das Erfragen der Veränderungswünsche für die nächsten Stunden. Der Therapeut sollte versuchen, mit dem Kind eine vertrauensvolle Gesprächsebene in der Behandlung zu finden, um für die Sorgen und Erlebnisse des Kindes offen zu sein. Ist das Ende einer Behandlung angedacht, sollte man mit dem Kind evaluieren, ob es selbst Fortschritte spürt und sich stark genug fühlt, die Herausforderungen seines Alltags mit Hilfe seiner Eltern und ohne die Ergotherapie zu meistern.
Was Klientenzentriertheit im Rahmen der Elternberatung beinhaltet, zeigen wir im Abschnitt 4.4.

2.3 Das OPPM des Kanadischen Modells

Zur Umsetzung der Klientenzentrierheit in der ergotherapeutischen Behandlung des 4- bis 6-jährigen Kindes bietet das OPPM eine Strukturhilfe. Das OPPM (Occupational Performance Process Model) ist ein Prozessmodell, das der Umsetzung der Theorie des Kanadischen Modells in die ergotherapeutische Praxis dient. Es kann mit jedem Klienten angewandt werden, auch mit den Eltern eines Kindes.
Das OPPM ist in sieben Schritte unterteilt und repräsentiert die verschiedenen Teile des Prozesses zwischen Klient und Therapeut als eine Art „Leitlinie“. Die partnerschaftliche Zusammenarbeit

zwischen Therapeut und Klient ist eine Voraussetzung für die Anwendung des Prozesses. Trotz seiner Struktur bietet das OPPM dem Therapeuten Flexibilität, um individuell auf den Klienten einzugehen. Der nachfolgende Abschnitt erläutert die Anwendung des OPPM allgemein. Auf die Anwendung innerhalb der Elternberatung gehen wir in Kapitel 5 ein.

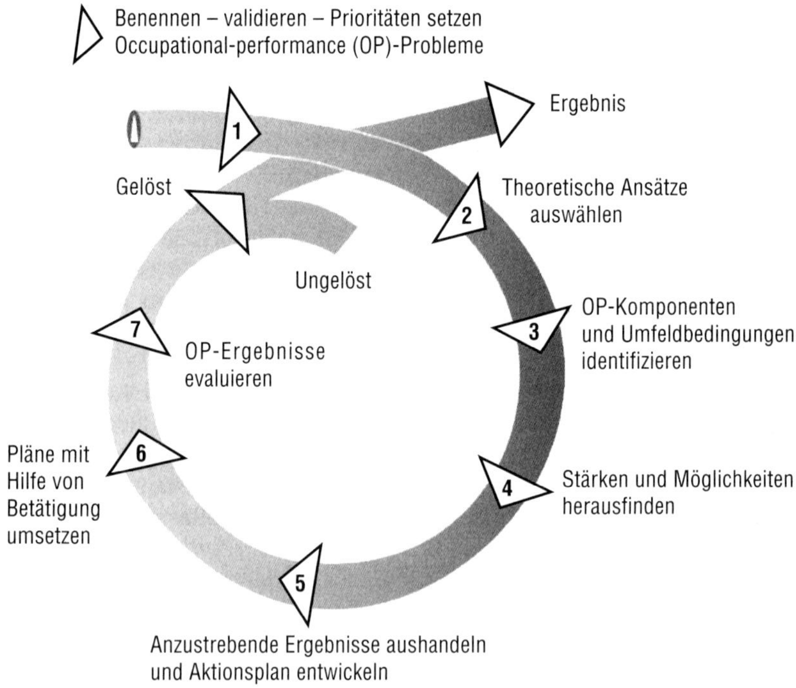

Grafik 2: Das Modell des Occupational Performance Prozess (nach: Jerosch-Herold, 1999)

Stufe 1: Betätigungsbedürfnisse identifizieren, benennen und priorisieren

In diesem Schritt unterstützt der Ergotherapeut den Klienten, Performanzprobleme bzw. Betätigungsbedürfnisse herauszufinden und zu benennen. Es geht vor allem darum, die Betätigungen zu identifizieren, die der Klient nicht zu seiner Zufriedenheit ausführen kann und bei denen er Veränderung erreichen möchte. Der Klient hat Gelegenheit, behandlungsrelevante Bedürfnisse zu erkennen, und kann durch den Einsatz des COPM Prioritäten für die Behandlung setzen.

Wenn der Klient keine Betätigungsbedürfnisse identifiziert, endet der Prozess in Stufe 1 oder der Klient wird weiterverwiesen.

Stufe 2: Theoretischen Ansatz auswählen

Die Aufgabe des Ergotherapeuten ist es, das theoretische Wissen und seine fachliche Kompetenz einzusetzen, um geeignete Behandlungsverfahren oder -ansätze auszuwählen. Möglich wäre z.B. ein motorisch-funktioneller, ein verhaltensbezogener oder der Ansatz der Sensorischen Integration. Der Therapeut wählt einen oder mehrere dieser Ansätze zielgerichtet für das benannte Betätigungsbedürfnis aus und macht dem Klienten in einer für ihn verständlichen Sprache die geplante Vorgehensweise deutlich. Es kann unter Umständen im Therapieprozess notwendig sein, Ansätze zu verwerfen und neue dazuzunehmen.

Stufe 3: Performanzkomponenten und Umweltbedingungen identifizieren

In der dritten Stufe werden individuelle Performanzkomponenten und Umweltbedingungen, die zu den derzeitigen Performanzproblemen des Klienten beitragen, identifiziert.
Dies kann mit Hilfe von ergotherapeutischen Assessments geschehen, die im Rahmen der Befunderhebung durch Beobachtungen, Interviews und Tests auf ein Sammeln, Analysieren und Interpretieren von Informationen über die Performanz des Klienten abzielen. Therapeuten benutzen Assessments, um die Hauptgründe von Problemen und ihre Konsequenzen zu verstehen.

Stufe 4: Stärken und Ressourcen identifizieren

In Stufe vier des OPPM werden die Stärken und Ressourcen des Klienten gemeinsam erarbeitet, um sie im Therapieprozess nutzen zu können. Durch sie können individuelle Möglichkeiten gefunden werden, um die Performanzprobleme des Klienten zu lösen.
Stärken betreffen die Person (z.B. hohe Motivation), Ressourcen beziehen sich auf die Umwelt (z.B. soziale Unterstützung). Auch die Stärken des Ergotherapeuten werden in den Prozess miteingebracht (z.B. fachspezifische Berufserfahrung). Die verfügbaren Ressourcen des Ergotherapeuten können u.a. die Ausstattung, das Therapiematerial, Fachbücher oder kompetente Kollegen sein.

Stufe 5: Anzustrebende Ergebnisse aushandeln und Aktionsplan entwickeln

In dieser Stufe identifizieren Therapeut und Klient die anzustrebenden Ziele, die im Bezug zu den in Stufe 1 benannten Performanzproblemen stehen. Sie überlegen, wie diese Ziele im Verlauf der Therapie überprüft werden können und entwickeln gemeinsam einen Aktionsplan. Die Behandlungsziele sollten konkret und realisierbar sein. Die Ziele müssen klar formuliert werden, damit zu einem späteren, mit dem Klienten festgelegten Zeitpunkt überprüft werden kann, ob die Behandlung effektiv war, die Ziele erreicht wurden und eine weitere ergotherapeutische Intervention notwendig ist.

Stufe 6: Plan mit Hilfe von Betätigung umsetzen

Der von Therapeut und Klient entwickelte Aktionsplan wird nun durch gezielte Betätigung in die Tat umgesetzt. Der Ergotherapeut wählt Betätigungen aus und achtet darauf, dass Schwierigkeitsgrad und Komplexität der Aufgabe den Fertigkeiten des jeweiligen Klienten angepasst sind, um den Prozess in Richtung der angestrebten Ziele zu steuern. Die ausgewählte optimale Betätigung soll für den Klienten die richtige Herausforderung darstellen und bedeutungsvoll sein. Das Ausführen dieser Betätigung hat wiederum Einfluss auf Motivation und Lebenszufriedenheit des Klienten. Durch regelmäßige, klar formulierte Dokumentation gestaltet der Therapeut den Therapieverlauf für sich und andere nachvollziehbar.

Stufe 7: Betätigungsperformanz des Klienten und angestrebte Ergebnisse evaluieren

Der Therapeut und der Klient bestimmen, ob die gewünschten Ergebnisse erreicht wurden und der Behandlungsprozess (OPPM) effektiv war.
Wenn der Klient zufrieden mit dem Ergebnis der Therapie ist und keine weiteren Betätigungsbedürfnisse identifizieren kann, endet die ergotherapeutische Behandlung an diesem Punkt. Werden weitere oder neue Performanzprobleme beschrieben, beginnt der Prozess von Neuem.

3. Elternberatung in der Ergotherapie

3.1 Rahmenbedingungen und Praxis der Elternberatung

Elternberatung findet im Rahmen der ergotherapeutischen Behandlung statt. In den Heilmittelrichtlinien (DVE, 2001) wurde die ergotherapeutische Beratung erstmals festgeschrieben und in zwei Bereiche unterteilt. Der erste ist die **Information, Beratung, Schulung.** Dabei werden der Patient und/ oder die Bezugsperson wie z.B. die Eltern eines Kindes über die Ziele, die Wirkung und den Behandlungsverlauf der Ergotherapie unterrichtet und die Anleitung für häusliche Fördermaßnahmen erfolgt. Der zweite Bereich ist die **Beratung zur Integration in das häusliche und soziale Umfeld.** Diese erfolgt im Rahmen einer ergotherapeutischen Einzelbehandlung, bei Kindern mit sensomotorisch-perzeptiven oder psychisch- funktionellen Einschränkungen. Der Therapeut analysiert im Rahmen der Beratung das häusliche Umfeld und empfiehlt (ggf.) notwendige Adaptionen. So kann der behandelnde Ergotherapeut eines Kindes einen Hausbesuch vornehmen, in dem geeignete Hilfsmittel oder Massnahmen zur selbständigen Körperpflege des Kindes vor Ort abgeklärt werden. Über die Beratung ist der verordnende Arzt zu informieren. Die Abrechnung der ergotherapeutischen Beratung erfolgt in Deutschland im Rahmen der Heilmittelverordnung Nr. 18. Bei einer sensomotorisch-perzeptiven Behandlung können einmal pro Regelfall bis zu drei Einheiten zusammenhängend als Beratung erbracht und abgerechnet werden. Die Elterngespräche innerhalb der ergotherapeutischen Behandlung fallen in den Bereich Information, Beratung, Schulung.
45 Minuten stehen sowohl für die Behandlung des Kindes als auch für Gespräche mit den Eltern zur Verfügung. Elterngespräche werden vorwiegend in ruhigen Behandlungsräumen der Praxen oder Einrichtungen durchgeführt. Das Zeitmanagement vieler Familien lässt nur selten die Teilnahme beider Eltern zu, jedoch sind das betroffene Kind oder Geschwister manchmal in der ergotherapeutischen Elternberatung mit anwesend.
„Reine Beratung“ kann nicht immer klar von „reiner Behandlung“ abgegrenzt werden. Eine Therapiestunde, in der die Mutter anwesend ist, kann gleichzeitig Behandlung des Kindes als auch Elternberatung sein. Wenn dem Kind adaptierte Geräte und Materialien zur

Verfügung gestellt werden, kann die Mutter Möglichkeiten kennen lernen, das Umfeld des Kindes so zu verändern, dass das Kind den Bedürfnissen seiner Umwelt besser gerecht werden kann. Die Einbeziehung der Eltern in die Behandlung stellt neben den Elterngesprächen eine gleichermaßen wichtige Komponente der Beratung dar.

3.2 Die Fähigkeiten des Beraters

Das Handeln des Beraters wird als „Vermitteln, Diskutieren, Herausfinden, Beobachten, Sensibilisieren, Zuhören, Lösungsstrategien entwickeln, Anleiten, Feedback geben, Erleichtern und Befähigen“ in der Literatur charakterisiert. Versucht man diese verschiedenen Fähigkeiten zu analysieren, ergeben sich Basiskompetenzen (Brüggen, 2003). Diese sind sein **Wissen**, seine **Grundeinstellung**, die **Beziehung** zum Klienten, sein **strukturiertes Vorgehen** und seine **Kommunikationsfähigkeiten**. Im Folgenden werden diese genauer erläutert.

Das Wissen

Die Kompetenz des Therapeuten in der Durchführung der Behandlung ist die Grundlage des Beratens. Das für eine gute Beratung nötige Wissen setzt sich zum einen aus Kenntnissen des behandelnden Beraters (Berufsausbildung, Fortbildungen, Fachliteratur) und zum anderen aus paktischer Erfahrung in der Behandlung und Beratung zusammen. Entscheidend für den Ergotherapeuten in der Pädiatrie ist das Wissen über Entwicklungsnormen, Lerntheorien, über problemlösende Methoden und über die Verarbeitung von Behinderung in einer Familie. Da Elternberatung in der pädiatrischen Ergotherapie im Rahmen der Behandlung stattfindet, ist die Kompetenz im Behandeln Vorraussetzung für das kompetente Beraten.

Die Grundeinstellung

Neben der stabilen Persönlichkeit des Therapeuten spielt die Einstellung dem Klienten gegenüber eine wichtige Rolle. Da die Grundhaltungen Rogers der Akzeptanz, Empathie und Echtheit immer noch aktuell sind, wird unter den Kommunikationsfähigkeiten näher darauf eingegangen. Für das ergotherapeutische Herangehen nach klientenzentrierten Prinzipien ist die Ressourcenorientiertheit und der Glaube an das gemeinsame Lösen des Problems entscheidend.

Die Beziehung

Eng an die Grundeinstellung geknüpft, wird die Beziehung als wichtigster Faktor für eine effektive Beratung angesehen. Der Klient soll das Gefühl der Sicherheit und des Vertrauens zum Therapeuten haben. Im Sinne der Klientenzentriertheit baut der Therapeut eine gleichberechtigte Partnerschaft mit dem Klienten auf. Im Fall der Elternberatung versucht man, zum Kind wie zu den Eltern einen guten Kontakt aufzubauen. Die Eltern sollten durch das Teilhaben an allen Entscheidungen das Gefühl der Verantwortung und Kontrolle über die Behandlung ihres Kindes haben.

Das strukturierte Vorgehen

Das strukturierte und transparente Vorgehen des Ergotherapeuten ist wichtig für die Beratung. Dazu gehören sowohl feste Absprachen über Ziele, die ständige Reflektion des Standes der Beratung und Behandlung sowie eine vollständige und regelmäßige Dokumentation. Ein prozesshaftes Vorgehen wie nach dem OPPM (siehe 2.3 und 4.5) ist dabei unterstützend.
Strategien der effektiven Elternberatung können die Teilnahme an der Alltagsroutine des Kindes, die Einbeziehung von Erziehern und anderen Bezugspersonen und das Einholen von Rückmeldungen über die gegebenen Empfehlungen sein (Case Smith, 2001). Da jede Familie individuell ist, muss der Berater in seinem methodischen Vorgehen flexibel und kreativ auf sie eingehen.

Die Kommunikationsfähigkeiten

Alle bisher genannten Kompetenzen kommen nur zum Tragen, wenn der Ergotherapeut gut mit dem Klienten verbal und nonverbal kommuniziert. Effektives Zuhören und Anteilnahme sowie Interviewerfähigkeiten sind wesentlich. In einer ruhigen und vertrauensvollen Situation muss dem Gegenüber Zeit gelassen werden zu denken und zu antworten. Bei Gesprächspausen kann man Anknüpfungspunkte anbieten und es sollte nicht mehr als eine Frage zu einem Zeitpunkt gestellt werden.
Der Ratsuchende muss Vertrauen gewinnen, damit er sich öffnen kann. Deshalb sind von einem guten Berater bestimmte Verhaltenseigenschaften gefordert. Wie bereits erwähnt, gehören dazu laut Carl Rogers:

- **Akzeptanz**, d.h. emotionale Wärme, Akzeptieren und Achten des Klienten

- **Empathie**, d.h. einfühlendes Verstehen
- **Kongruenz**, d.h. Echtheit im Verhalten des Beraters

Die folgenden **Basistechniken der Gesprächsführung** lassen sich unserer Auffassung nach gut innerhalb der ergotherapeutischen Beratung anwenden:

- **Nichtfestlegende Aufforderung:** Der Berater schenkt dem Ratsuchenden seine volle nonverbale Aufmerksamkeit. Er hält Blickkontakt und konzentriert sich darauf, was ihm sein Gegenüber berichtet. Der Berater erwidert nichts und zieht keine Vergleiche mit dem eigenen Leben, sondern stellt sich ganz und gar „auf Empfang“ ein.
- **Paraphrasieren:** Der Berater reagiert gegenüber dem Ratsuchenden nicht sofort mit einer Entgegnung, sondern gibt das Gesagte inhaltlich mit seinen eigenen Worten wieder, z.B.: „Wenn ich Sie richtig verstehe, wünschen Sie sich, dass sich bei den Mahlzeiten in Ihrer Familie etwas verändert.“
- **Verbalisieren emotionaler Erlebnisinhalte:** Der Berater versucht die emotionale Bedeutung von Aussagen des Ratsuchenden wahrzunehmen und aufzugreifen und diese dann mit seinen eigenen Worten zu verbalisieren, z.B.:„Und darüber sind Sie besorgt?“

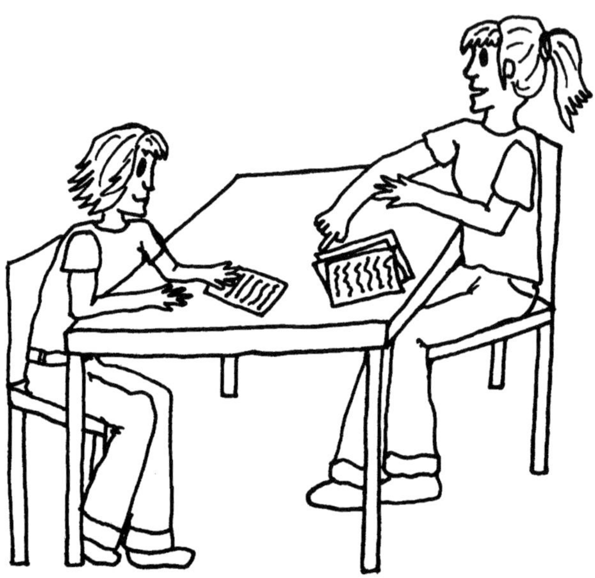

Natürlich gibt es noch eine große Anzahl anderer Techniken, die der Berater erlernen und nutzen kann, wie z.B. aus der systemischen Beratung. Ergotherapeuten lernen innerhalb ihrer Ausbildung meist Inhalte über die klientenzentrierte Gesprächsführung kennen, die eine wichtige Grundlage für eine Beratungssituation darstellen. Diese genügen aber meist nicht, um dem Therapeuten ein ausreichendes Gefühl der Kompetenz zu vermitteln. Innerhalb berufsbegleitender Fortbildungen, wie z.B. der Weiterbildung zum SI-Therapeuten nehmen die Grundlagen der Beratung einen hohen Stellenwert ein und die Teilnehmer haben durch intensives Üben Gelegenheit, verschiedene Techniken der Gesprächsführung anzuwenden.

4. Elternberatung nach dem Kanadischen Modell

4.1 Die Studie

Im Rahmen unserer Diplomarbeit haben wir eine Expertenbefragung in zwei Fragebogenrunden unter 13 Ergotherapeuten durchgeführt, die regelmäßig in ihrer praktischen Arbeit mit 4- bis 6-jährigen Kindern das CMOP einsetzen.
Wir werden nun einige wesentliche Ergebnisse unserer Forschungsstudie vorstellen. Die folgenden Darstellungen über Vorgehen und Inhalte des CMOP beruhen auf unserer Forschungsstudie und sind nur bedingt auf die ergotherapeutische Beratung anderer Fachbereiche zu übertragen. Obwohl die Stichprobe unserer Forschungsstudie klein ist, spiegelt sie vermutlich dennoch das noch von wenigen Kollegen praktizierte und angewandte Wissen und Vorgehen nach dem CMOP in der deutschen pädiatrischen Ergotherapie wider.
Klientenzentrierte Elternberatung erhöht nach Meinung der befragten Ergotherapeuten das Verständnis und die Mitverantwortung der Eltern, so dass Therapieinhalte besser in den Alltag umgesetzt werden können. Elternberatung kann demzufolge einen wichtigen Beitrag zur Behandlung 4- bis 6-jähriger Kinder leisten und die **Wirksamkeit und Effizienz der Behandlung** positiv beeinflussen. Insofern sehen wir eine hohe Bedeutsamkeit des Themas für die deutsche Pädiatrie.

4.2 Definition

Die aus unserer Studie entstandene Definition von **Elternberatung nach dem CMOP** lautet:

> Elternberatung ist der Prozess innerhalb der Behandlung, in dem der Ergotherapeut die Familie beim Lösen von Handlungsproblemen des Kindes unterstützt. Durch Aufklärung, Anleitung und Wissensvermittlung befähigt der Therapeut die Eltern zum Transfer der Therapieinhalte in ihren Familienalltag. Die Verantwortung für die Verbesserung der Situation des Kindes und somit für das Gelingen der Therapie, liegt dadurch auch in den Händen der Eltern.

4.3 Was gehört zur Elternberatung?

Elternberatung umfasst jeglichen Austausch von Informationen zwischen den Eltern und dem Ergotherapeuten. Die Inhalte werden individuell auf die Situation des Kindes und seiner Familie abgestimmt, so dass hier nur die wesentlichen genannt werden:

- Probleme und Stärken des Kindes und der Familie im Alltag
- Ergotherapeutischer Befund
- Ideen für die Umsetzung der Therapieinhalte in den Alltag
- Aktueller Stand der Therapie (Fortschritte; Zufriedenheit)
- Aktuelle Veränderungen im Alltag des Kindes und seiner Familie

Zur Elternberatung gehören die **Einbeziehung der Eltern in die Behandlung, gesondert vereinbarte Elterngespräche** und **ergänzende Elterngespräche**.

Einbeziehung der Eltern in die Behandlung

Die Einbeziehung der Eltern ist ein entscheidender Beratungsbestandteil. Er ist nicht allen Therapeuten jederzeit bewusst und wird in seiner Wirkung für den Beratungserfolg oft unterschätzt.

Austausch über Aktuelles vor oder nach der Behandlung
Das sind kurze Gespräche, um bestimmte Situationen aus dem Alltag des Kindes berücksichtigen zu können. Dazu gehört auch die Rückmeldung über Inhalte der Therapiestunde und die Demonstration der Therapieinhalte durch das Kind.

Elternanleitung
Den Eltern werden Anregungen gegeben, wie sie Therapieinhalte in den Alltag umsetzen können, und gemeinsam wird überlegt, wie konkrete Situationen zu Hause verändert werden können.

Einbeziehung der Eltern ins Spiel
Eltern erhalten durch das „Mitspielen“ Spielideen und lernen den therapeutischen und pädagogischen Nutzen des Spiels und die Fähigkeiten ihres Kindes kennen. Wichtig ist die Einbeziehung der Eltern ganz besonders bei der Kontaktaufnahme zu schüchternen Kindern.

Selbsterfahrung
Eltern probieren Therapiemedien aus, um zu erfahren, welche Herausforderung Spielmaterialien darstellen. Sie können dadurch Verständnis dafür gewinnen, was die Beeinträchtigung für das Kind bedeutet. Videoaufnahmen können dafür eingesetzt werden.

Bestärkung und Unterstützung der Elternrolle
Ergotherapeuten zeigen Verständnis für möglichen Leidensdruck und elterliche Sorgen und wirken damit dem Gefühl der Überforderung oder Hilflosigkeit der Familien entgegen. Sie bestärken die Eltern durch Lob.

Empfehlungen für Alltagshilfen
Die Therapeuten geben beispielsweise Ideen für die Gestaltung des Kinderzimmers oder für familiäre Freizeitaktivitäten. Sie empfehlen Schreibhilfen oder Hilfen zur Regulation im Alltag.

Gesondert vereinbarte Elterngespräche

Dazu gehören **Anamnese-, Befund-, Zielvereinbarungs-, Evaluations-** oder **Problemgespräche** mit den Eltern. Durchschnittlich einmal im Quartal findet ein solches Elterngespräch statt. Das 4- bis 6-jährige Kind ist in der Regel nicht anwesend, denn es kann das Gespräch stören bzw. die Eltern hemmen, sich zu öffnen. Zudem ist es in diesem Alter von Seiten der Konzentration noch nicht in der Lage, am Gespräch gleichberechtigt teilzunehmen, diesem zu folgen und Kritik adäquat zu verarbeiten.

Ergänzende Elterngespräche

Zu den ergänzenden Elterngesprächen gehören von Ergotherapeuten angebotene **Elterngruppen, Hausbesuche** und **interdisziplinäre Gespräche** in Anwesenheit der Eltern (Quartalsgespräche / Förderausschüsse / Erziehergespräche).

Die ergänzende Elternberatung findet auf Grund verschiedener Arbeitsbedingungen (z.B. Zeit-Kostenfaktor, Einheitendruck oder Betriebsauto) in jeder Organisation oder Praxis unterschiedlich statt. Auch Elemente wie berufliches Engagement, Eigenmotivation, Betriebsklima in der Arbeitsstätte usw. können die ergänzende Elternberatung beeinflussen.

4.4 Klientenzentriertheit in der Elternberatung

Der partnerschaftliche Umgang und die Zentrierung auf den individuellen Klienten (siehe 2.3) ist ein äußerst wichtiger Gesichtspunkt der Behandlung nach dem CMOP. Nun soll dargestellt werden, wie die Klientenzentriertheit innerhalb einer ergotherapeutischen Elternberatung angewendet werden kann.
Bezogen auf das Thema Elternberatung stellt sich die Frage, **wer der Klient ist.** Die Eltern mit ihren Bedürfnissen und Sorgen oder das Kind mit seinen Handlungseinschränkungen?
„Klienten sind Individuen mit ungelösten Betätigungsbedürfnissen, die aus medizinischen Ursachen, vorübergehenden Schwierigkeiten oder behindernden Umweltbedingungen resultieren.“ (Law, 1998, S. 91)

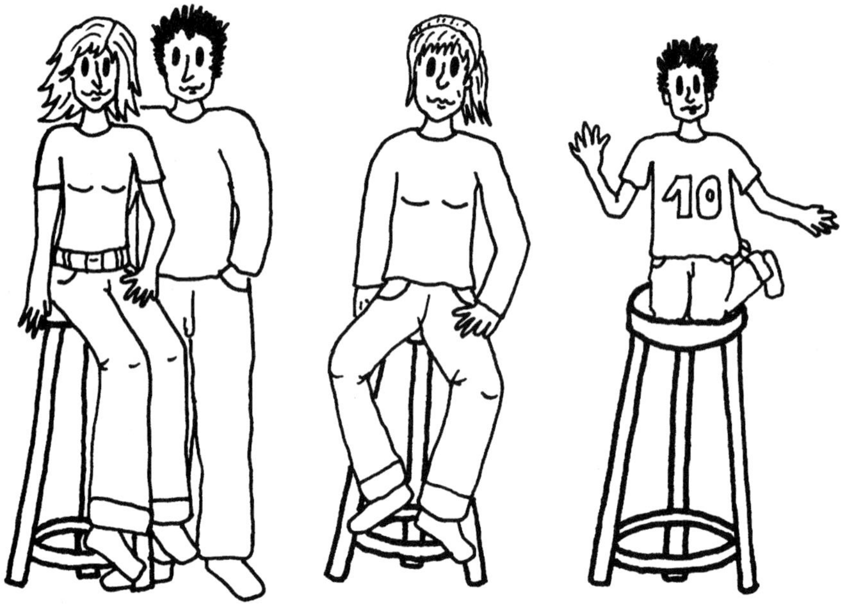

Das Kanadische Modell bezeichnet das **Kind als Klienten, die Eltern als erweiterte Klienten.** Die Eltern werden als Experten für den Alltag ihres Kindes angesehen.

Das Ergebnis unserer Studie zeigt, dass der Klient sowohl das 4- bis 6-jährige Kind als auch die Eltern sind. Auch wenn die Probleme und Bedürfnisse sehr unterschiedlich sind, werden die Interessen beider bei der Behandlung und Beratung berücksichtigt.

Der Therapeut bemüht sich um einen partnerschaftlichen Umgang mit dem Kind, indem er sich an der Motivation und den Wünschen des Kindes orientiert. Auch die Beziehung zu den Eltern ist partnerschaftlich und gleichberechtigt. Gemeinsam werden Therapieschritte besprochen, Ziele werden festgelegt. Die Verantwortung für das Gelingen der Therapie wird somit auch von den Eltern mitgetragen.

Um dies zu erreichen, empfiehlt es sich, bei der Beratung den Eltern einige wichtige Grundprinzipien des Kanadischen Modells zu vermitteln. Dazu gehören:

- Die partnerschaftliche Zusammenarbeit
- Die Expertenrolle der Eltern
- Informationen über Zusammenwirken der Person, der Umwelt und ihrem Handeln

Die Verwendung der Begrifflichkeiten des Modells in ihren Einzelheiten ist aufgrund einer möglichen Überforderung der Eltern nicht zu empfehlen.

4.5 Das für die Elternberatung angepasste OPPM

Das OPPM ist sowohl zur Behandlung als auch zur Beratung eine geeignete Vorgehensweise. Der Einsatz des OPPM im Beratungsprozess verbessert die Transparenz der Ergotherapie gegenüber anderen Berufsgruppen. Das prozesshafte Vorgehen bringt dem Therapeuten selbst und den Eltern Klarheit bezüglich des Therapieverlaufs.

Da bei der Behandlung des 4- bis 6-jährigen Kindes die sieben Schritte des OPPM durch „Kommunizieren" zwischen Therapeut und Eltern gemeinsam erarbeitet werden, könnte man genau diese Schritte auch Elternberatung nennen.

Es handelt sich bei der prozessorientierten Beratung nach dem OPPM um einen umfassenden Behandlungsprozess, der die Eltern aber auch weitere Personen aus dem Umfeld des Kindes, wie z.B. Erzieher, eng mit einbezieht. Um aber genau diesen Elternberatungsprozess näher zu betrachten, haben wir aus den Informationen unserer teilnehmenden Experten wichtige Beratungsaspekte herausgefiltert und die Darstellung des OPPM (siehe 2.2) diesbezüglich ergänzt und angepasst.

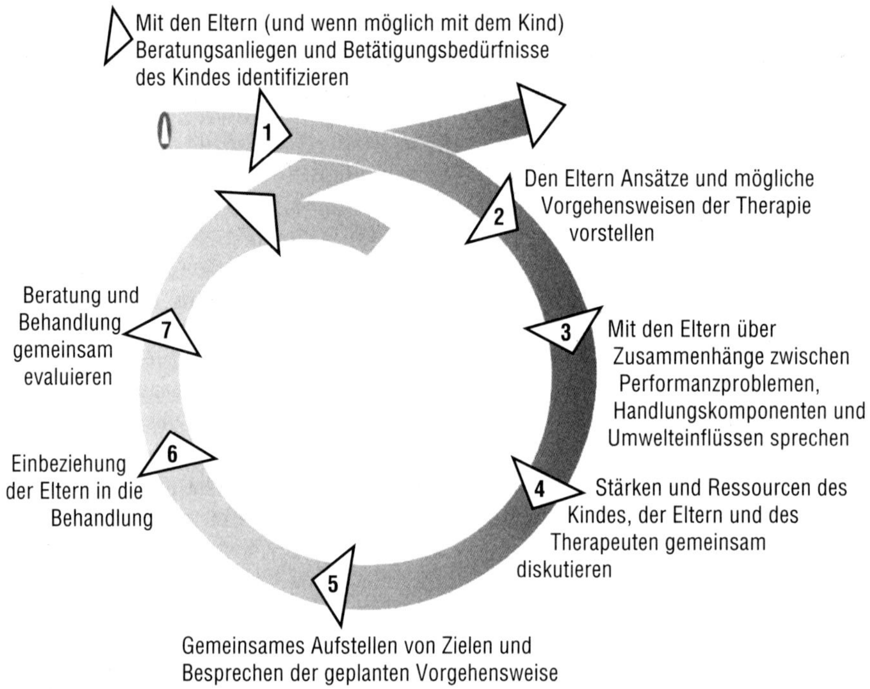

Grafik 3: Das an Elternberatung angepasste OPPM (nach: Brüggen, 2003)

Nun werden wir auf die jeweiligen Beratungsaspekte der einzelnen Stufen des Prozessmodells genauer eingehen und darstellen, wie die Elternberatung angelehnt an das OPPM prozessorientiert ablaufen kann. Die einzelnen Stufen sind in chronologischer Reihenfolge beschrieben, können aber in der Praxis flexibel eingesetzt werden.

Stufe 1: Mit den Eltern und wenn möglich mit dem Kind Beratungsanliegen und Betätigungsbedürfnisse des Kindes identifizieren

Die Erhebung des Beratungs- und Behandlungsanliegens wird auf der Grundlage der Anamnese, des Befundes und im offenen Gespräch gemacht. Zum Benennen der kindlichen Performanzprobleme eignet sich die Durchführung des COPM (siehe 2.1; Anwendungsbeispiel siehe Anhang) mit den Eltern. Anhand der Beschreibung eines Tagesablaufs der Familie kann der Therapeut die kindlichen Performanzprobleme in den Betätigungsperformanzbereichen gezielt erfragen und eine Priorisierung der Schwierigkeiten gemeinsam mit den Eltern vornehmen.

Da Kinder laut Stipek (in Missuna, 2000) zwischen 4 und 6 Jahren dazu neigen, ihre eigenen Fähigkeiten zu überschätzen, gestaltet sich bei den meisten Kindern diesen Alters die Problembenennung wie auch der Zielfindungsprozess als schwierig. Mit dem 4- bis 6-jährigen Kind ist das COPM nur begrenzt durchführbar. Denkbar aber wäre, dass eine stark vereinfachte, kindgerechte Adaption des COPM mit einigen Kindern dieses Alters durchführbar wäre.
Wenn die Eltern kein Anliegen benennen, wird der Prozess an dieser Stelle beendet. Bei offensichtlichem Behandlungsbedarf versucht der Therapeut im weiteren Prozess das Problembewusstsein der Eltern zu schärfen und das nähere Umfeld und den verordnenden Arzt eng mit einzubeziehen.

Stufe 2: Den Eltern Ansätze und mögliche Vorgehensweisen der Therapie vorstellen

Der Ansatz und der weitere Verlauf der Therapie wird den Eltern vorgestellt. Dabei werden sowohl die Schritte der Behandlung als auch spezielle Behandlungsansätze (wie SI) oder Materialien in ihrer Wirkung erklärt. Das Selektieren eines für das Kind geeigneten Ansatzes kann man sich als einen gedanklichen Prozesses des Therapeuten vorstellen, der aufgrund seiner Erfahrung und seines fachlichen Wissens Vor- und Nachteile eines Ansatzes abwägt. Die Kunst liegt darin, den Eltern die Theorie in Bezug auf ihr Kind und in einer angemessenen, verständlichen Sprache deutlich zu machen. Diese Stufe findet bei erfahrenen Ergotherapeuten oft auch flexibel an anderer Stelle (z.B. in Stufe 5) des Beratungsprozesses Anwendung.

Stufe 3: Mit den Eltern über Zusammenhänge zwischen Performanzproblemen, Handlungskomponenten und Umwelteinflüssen sprechen

Die speziell für das Kind ausgewählten Assessments werden in dieser Stufe durchgeführt. Im Gespräch mit den Eltern erklärt der Ergotherapeut den Zusammenhang zwischen den Performanzproblemen und Einschränkungen des Kindes in den Performanzkomponenten. Dies tut er anhand von Alltagsbeispielen und indem er die Eltern Hypothesen aufstellen lässt oder auf neurophysiologische Zusammenhänge Bezug nimmt.
Um Informationen aus der kindlichen Umwelt zu erhalten und den Eltern in den nächsten Stufen den Transfer in den Alltag zu ermöglichen, werden gezielte Fragen an sie gerichtet. Wenn die Situation

es erfordert und die Eltern es wünschen, kann in dieser Stufe Kontakt zu weiteren, bedeutsamen Personen aus der Umwelt des Kindes (z.B. Erzieherin) aufgenommen werden oder ein Hausbesuch erfolgen. Der Einfluss der Umweltfaktoren auf die Entwicklung des 4- bis 6-jährigen Kindes wird den Eltern anhand praktischer Beispiele erklärt und durch das Zusammentragen möglicher positiver und negativer Umwelteinflüsse verdeutlicht.

Stufe 4: Stärken und Ressourcen des Kindes, der Eltern und des Therapeuten gemeinsam diskutieren

In dieser Stufe werden durch Erfragen, durch das Bewusstmachen von Kompetenzen und anhand von Beispielen Ressourcen der Familie und Stärken des Kindes aufgezeigt. Dabei werden die Umweltbedingungen und die Ressourcen der Familie so vielseitig wie möglich betrachtet mit dem Ziel, die Entwicklungsmöglichkeiten des Kindes optimal zu nutzen. Auch die beruflichen Stärken des Ergotherapeuten werden benannt. Dadurch kann sich das Vertrauen der Eltern in die Fähigkeiten des Therapeuten festigen. Das Ansprechen sämtlicher Ressourcen innerhalb eines klientenzentrierten, partnerschaftlichen Prozesses ist notwendig, um den Eltern Mut zu machen, die Verantwortung für ihr Kind zu tragen und ihnen zu zeigen, dass sie viel Potential haben, um ihr Kind zu unterstützen. Der Therapeut kann sein Tätigkeitsgebiet klar abgrenzen und unrealistische Erwartungen der Eltern können vermieden werden.
Ein isoliertes Betrachten dieser Stufe ist nur schwer möglich, da Stärken und Ressourcen während des gesamten Therapieverlaufs aufgezeigt werden.

Stufe 5: Gemeinsames Aufstellen von Zielen und Besprechen der geplanten Vorgehensweise

Kinder priorisieren, wenn sie schon dazu in der Lage sind, häufig andere Performanzbedürfnisse als ihre Eltern. Im Rahmen der Diagnostik kann der Ergotherapeut kindliche Interessen und Bedürfnisse erfahren und beobachten. Ziele werden unter Berücksichtigung der kindlichen Bedürfnisse gemeinsam mit den Eltern festgelegt und die weitere geplante Vorgehensweise wird besprochen.
Das Ermitteln und Festlegen der Ziele – ein wichtiger Bestandteil der klientenzentrierten Beratung – geschieht durch folgende Schritte:

- Die Eltern nennen die Ziele oder der Therapeut erfragt diese.

- Der Therapeut ergänzt, wenn möglich nach Erfragen der kindlichen Ziele, die von den Eltern benannten Ziele und erklärt ihnen, dass kleine Ziele den Weg zu großen Zielen ermöglichen.
- Ziele werden gegenüberstellt, diskutiert und wenn nötig hierarchisiert.
- Einigung und Festhalten von gemeinsam anzustrebenden Zielen. Überprüfbarkeit der Ziele klären.

Stufe 6: Einbeziehung der Eltern in die Behandlung

Der gemeinsam entwickelte Plan wird nun in die Tat umgesetzt. Fortlaufend wird die Effektivität der Vorgehensweise beurteilt und bei Bedarf modifiziert. Der Ergotherapeut bezieht die Eltern in die Behandlung des 4- bis 6-jährigen Kindes auf verschiedene Weise mit ein (siehe 4.3). Die Eltern übernehmen ihren Teil der Umsetzung und versuchen Besprochenes zu Hause zu realisieren. Möglicherweise aber benötigen die Eltern etwas Zeit und Anleitung, um den Transfer in den Alltag zu bewältigen. Der Therapeut kann ihnen parallel zur Behandlung des Kindes unterstützend zur Seite stehen und auftretende Probleme mit ihnen durchsprechen und sie zu möglichen Lösungen oder Veränderungen anregen.

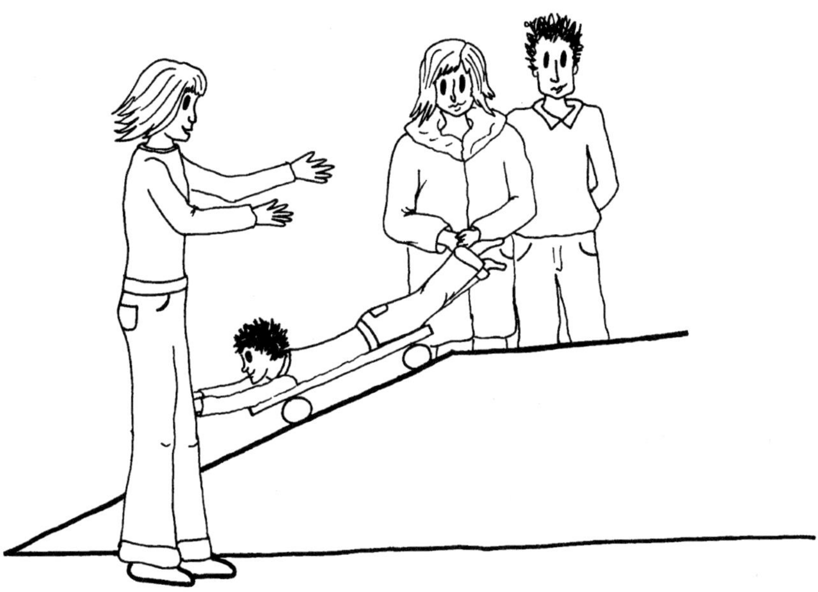

Stufe 7: Beratung und Behandlung gemeinsam evaluieren

Therapeut und Eltern beurteilen, ob erwünschte Ergebnisse durch die Behandlung des Kindes und die elterliche Beratung erreicht wurden. Die **Evaluation der Behandlung** beinhaltet die Wiederholung von Assessments, die Verlaufsdokumentation und die Rücksprache mit dem Arzt, Erzieher oder dem Team. Das Erfragen der elterlichen Zufriedenheit mit dem Verlauf der Behandlung, dem Erreichen der Ziele und der Veränderungen im Alltag kann anhand eines wiederholten COPM evaluiert und gemessen werden. Auf diese Weise wird auch die Beratung mitbeurteilt. Unsere Experten waren alle der Meinung, dass auch die **Evaluation der Beratung** die Behandlung positiv beeinflussen kann.

Folgende Vorgehensweise wird dazu angewandt:

- Dokumentation der Beratung
- Rückversichern bei den Eltern über das Umsetzen der Beratungsinhalte in den Alltag
- Erfragung möglicher Veränderungen im Alltag
- Wiederholung von Assessments mit den Eltern bzw. Erfragen der Zufriedenheit (COPM)

In Fällen, in denen der Behandlungs- und Beratungsprozess nicht reibungslos verläuft, versucht der Therapeut alle Stufen zurückzuverfolgen um festzustellen, an welchem Punkt die Probleme aufgetreten sind. In diesem Fall kann der Prozess erneut beginnen.

5. Fallbeispiel

Im folgenden Kapitel werden wir nun das von uns auf den Beratungsprozess angepasste OPPM anhand des Fallbeispiels **Alexander** praktisch verdeutlichen. Es wird eine Beratung innerhalb der ergotherapeutischen Behandlung in einer Praxis beschrieben. Die Stufen des OPPM sind inhaltlich voneinander abgegrenzte Stufen und müssen bei der praktischen Umsetzung nicht chronologisch ablaufen. Der Beratungs- ebenso wie der Behandlungsprozess wird dabei vom Ergotherapeuten dokumentiert. Da Beratung und Behandlung nicht voneinander zu trennen sind, werden wir im Folgenden auf beides eingehen, dabei aber die Beratungsaspekte besonders betonen.

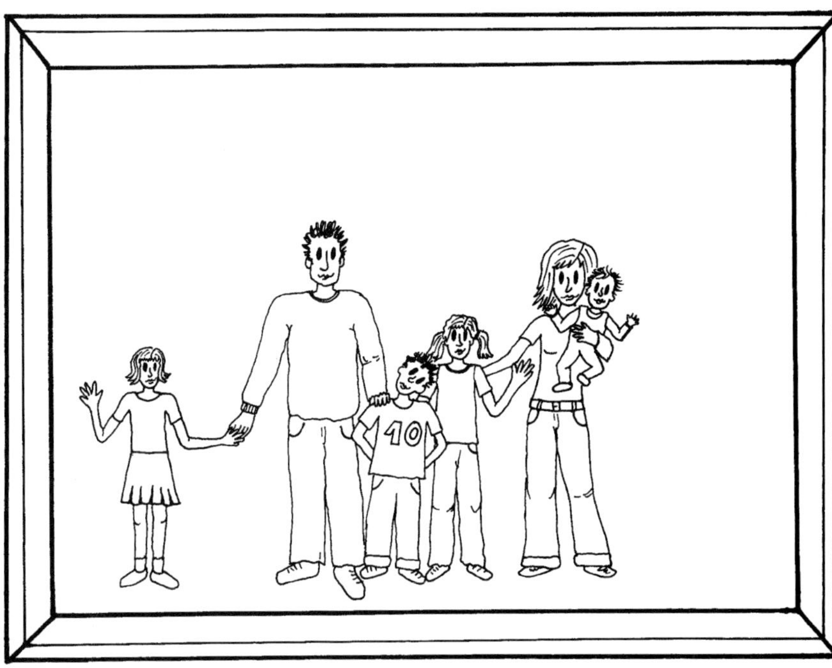

5.1 Vorstellung des Kindes und seiner Familie

Alexander ist 5;01 Jahre alt und wurde mit einem feinmotorischen Entwicklungsrückstand und einer Wahrnehmungsstörung von seinem Kinderarzt zur Ergotherapie überwiesen. Alexander lebt mit seinen drei Schwestern (1/2 Jahr, 7 und 11 Jahre) und seinen El-

tern in kleinstädtischer Umgebung in einem Reihenhaus mit Garten. Er hat ein eigenes kleines Zimmer. Sein Vater (34 Jahre), ist selbständiger Elektriker, Alexanders Mutter (31 Jahre) ist Hausfrau. Alexander besucht den Kindergarten, ist dort still und zurückhaltend. Er hat im Kindergarten wenig Kontakt zu anderen Kindern und traut sich nicht viel zu. Nur in seiner vertrauten häuslichen Umgebung verhält sich Alexander ungezwungen und gelöst und zieht es vor, statt mit gleichaltrigen Kindern aus der Nachbarschaft mit seinen älteren Schwestern zu spielen. Die Nähe und Geborgenheit zu vertrauten Personen sucht er von sich aus und kuschelt gerne mit seinen Eltern oder Geschwistern. In ihrer Freizeit unternimmt die Familie nur selten gemeinsame Aktivitäten. Meist bleibt ein Elternteil zu Hause oder ein Teil der Kinder wird zu den Großeltern gebracht. Dort verbringen die Kinder viel Zeit und fühlen sich sehr wohl.
Alexander verfügt über eine gute Konzentrationsfähigkeit und ist in der Lage, neue Lerninhalte schnell zu verarbeiten und anzuwenden. Seine Ausdauer ist bei kognitiv anspruchsvollen Aufgaben groß, jedoch fällt es ihm schwer, feinmotorische Arbeiten länger anhaltend durchzuführen. Der Umgang mit dem Stift bereitet ihm große Mühe und er vermeidet Tätigkeiten wie Malen oder Basteln. Besonders gerne spielt Alexander mit Autos oder Konstruktionsspielen. Alexanders Sprachverständnis und sein Wortschatz sind altersentsprechend, jedoch spricht er außerhalb seines vertrauten Umfeldes nur wenig und leise. Alexander hat ein sehr gutes Mengen- und Zahlenverständnis.
Alexander schaukelt, klettert und bewegt sich sehr gerne, viel und schnell. Oft wirken seine Bewegungen waghalsig. Fahrrad fahren gelingt ihm nur mit Stützrädern. Roller und Rollschuh fahren sind ihm noch nicht möglich. Alexander kann die meisten Kleidungsstücke alleine anziehen, nur das Zuknöpfen kleiner Hemdknöpfe bereitet ihm Schwierigkeiten. Er erfährt das Duschen, Baden, Haarewaschen und Zähneputzen als sehr unangenehm, weshalb er bei diesen Tätigkeiten viel Unterstützung von den Eltern bekommt. Beim Essen nimmt er sehr wenig zu sich und es schmecken ihm nur wenige Speisen. Am Tisch wird er schnell zappelig und muss aufstehen und sich bewegen. Mit dem Besteck geht er noch sehr ungeschickt um und wird leicht ungeduldig.

5.2 Durchführung der Elternberatung anhand des angepassten OPPM

Stufe 1: Mit den Eltern und wenn möglich auch mit dem Kind Beratungsanliegen und Betätigungsbedürfnisse des Kindes identifizieren

Das Aufnahmegespräch findet in einer ergotherapeutischen Praxis mit Alexanders Mutter statt. Es dauert eine Therapieeinheit von 45 Minuten und der Ergotherapeut führt mit der Mutter gemeinsam das COPM durch. In diesem Rahmen benennt die Mutter Alexanders Schwierigkeiten in den Betätigungsperformanzbereichen Selbstversorgung, Produktivität und Freizeit. So kommen z.B. Alexanders feinmotorische Probleme, seine motorische Unruhe besonders am Tisch und seine abwehrenden Reaktionen beim Baden und Haare waschen zur Sprache.
Am Ende des Gesprächs gibt der Therapeut der Mutter zudem einen taktil- kinästhetischen Anamnesebogen (DEF-TK; siehe Anhang S. 72) mit nach Hause, um zusätzliche Handlungsprobleme zu erfassen. Innerhalb der ersten Behandlungseinheiten findet ebenfalls ein Gespräch mit Alexander statt, in dem er befragt wird, was er seiner Meinung nach besonders gut oder auch weniger gut kann. Dieses gestaltet sich trotz einfühlsamer Haltung des Therapeuten schwierig, da Alexander sehr schüchtern reagiert und nur mit „Ja" oder „Nein" antwortet. Der Ergotherapeut entscheidet, dieses Gespräch auf einen späteren Zeitpunkt zu verschieben, wenn Alexander mehr Vertrauen gewonnen hat.

Stufe 2: Den Eltern Ansätze und mögliche Vorgehensweise der Therapie vorstellen

Aufgrund der gesammelten Informationen findet eine erste gedankliche Vorauswahl des Therapeuten für einen Therapieansatz statt. Im Fall von Alexander entscheidet sich der Ergotherapeut für den Ansatz der Sensorischen Integration nach Jean Ayres. Diesen stellt er Alexanders Mutter anhand einer Grafik (z.B. „Wahrnehmungsbaum") vor, erläutert die in der Behandlung voraussichtlich eingesetzten Materialien und führt sie durch die Behandlungsräume. Dann wird die weitere Vorgehensweise zur ausführlichen Diagnostik besprochen und die eventuelle Notwendigkeit eines Hausbesuchs oder des Besuchs im Kindergarten geklärt. Der Ergotherapeut gibt Alexanders Mutter außerdem die Möglichkeit, relevante Literatur einzusehen oder auszuleihen, und gibt ihr Informationsmaterial über Ergotherapie in der Pädiatrie.

Stufe 3: Mit den Eltern über Zusammenhänge zwischen Performanzproblemen, Handlungskomponenten und Umwelteinflüssen sprechen

In einer Planungsphase überlegt der Ergotherapeut, welche Besuche außerhalb der Praxis für die Behandlung und Beratung wichtig sind. Er entscheidet sich für einen Hausbesuch bei Alexanders Familie und für ein Telefonat mit dem Kindergarten. Beim Identifizieren von Umweltbedingungen stellt der Therapeut während des Hausbesuchs fest, dass Alexanders Sitzmöglichkeit bei den Mahlzeiten am Tisch nicht optimal ist. Er gibt den Eltern bereits hier einen Hinweis auf verbesserte Sitzposition durch die Anschaffung eines höhenverstellbaren Kinderstuhles. In den Behandlungseinheiten findet nun die Durchführung verschiedener Assessments wie die gezielten Beobachtungen zur sensorischen Integration oder der SCSIT (Southern California Sensory Integration Test) statt. Außerdem führt der Therapeut freie Beobachtungen zur feinmotorischen Praxie durch wie Kneten, Falten oder Schneiden.
Zur Vorstellung der Ergebnisse bittet der Ergotherapeut nun Alexanders Vater mit dazu. Er erklärt den Eltern die Zusammenhänge zwischen Alexanders motorischer Unruhe und der in der Diagnostik festgestellten mangelnden Tonusregulation sowie zwischen seiner Abwehr gegen Baden, Duschen und Haarewaschen und der damit verbundenen taktilen Überempfindlichkeit. Er erläutert den Eltern, dass die Ausführung von Betätigungen bestimmte Voraussetzungen verlangt. Wenn diese im Moment eingeschränkt sind, müssen sie gefördert werden, um dem Kind die Durchführung der Betätigungen zu ermöglichen.

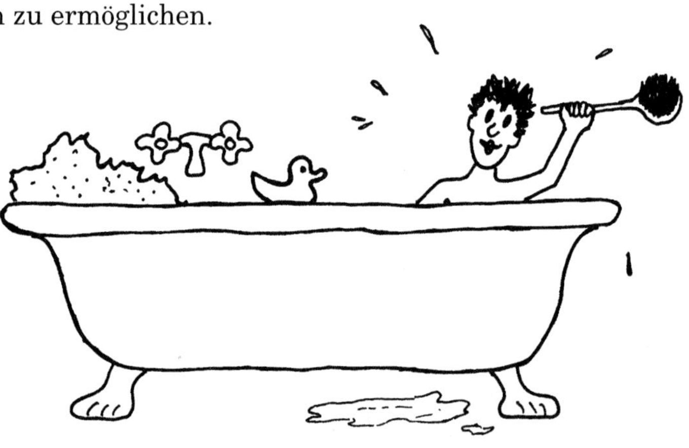

Stufe 4: Stärken und Ressourcen des Kindes, der Eltern und des Therapeuten gemeinsam diskutieren

Der Ergotherapeut und Alexanders Eltern sprechen über die Stärken von Alexander. Zu denen gehören seine gute Handlungsplanung und Merkfähigkeit, seine Motivation und Freude an Bewegung. Zu den gemeinsam identifizierten Ressourcen der Familie gehören die Großeltern, die Möglichkeit, Termine regelmäßig wahrzunehmen, die Geschwister, das eigene Zimmer, der Garten, die intakte Familie, die Motivation und Mitarbeit sowie die realistische Einschätzung der Eltern über die Stärken und Schwächen von Alexander.
Der Therapeut stellt den Eltern seine eigenen Stärken und Ressourcen vor, wie die langjährige Erfahrung in der Behandlung wahrnehmungsgestörter Kinder, besuchte Fortbildungen, zur Verfügung stehende Räumlichkeiten, ausreichende Materialien und den bisher gelungenen Kontaktaufbau zum Kind.

Stufe 5: Gemeinsames Aufstellen von Zielen und Besprechen der geplanten Vorgehensweise

Die im COPM genannten Probleme werden erneut in Zusammenhang gebracht mit den in der Diagnostik festgestellten Handlungskomponenten. Die großen Ziele des COPM werden nun durch folgendes Vorgehen identifiziert, kleiner gemacht und konkretisiert. Die Eltern nennen beispielsweise das Ziel: Alexander soll bei Aktivitäten am Tisch ruhiger werden. Der Versuch Alexander zu befragen wurde unternommen, aber die Befragung auf einen späteren Zeitpunkt verschoben.
Der Therapeut versucht, mit den Eltern das Ziel kleiner zu machen und erklärt ihnen, dass das Erreichen kleiner Ziele erst große Ziele ermöglicht. Er fragt, in welcher Situation die Zappeligkeit besonders stört. Das Ziel kann so konkretisiert werden und wird anschließend schriftlich festgehalten: „Alexander soll während der Mahlzeiten ruhiger am Tisch sitzen bleiben.“ Gemeinsam mit den Eltern wird vereinbart, dass die Überprüfbarkeit des Zieles anhand dessen gemessen werden kann, ob sich die Zeitspanne verändert, in der Alexander am Tisch sitzen bleiben kann. Es wird besprochen, dass die Zielüberprüfung in zirka vier Monaten Thema eines erneuten Elterngesprächs sein wird.

Stufe 6: Einbeziehen der Eltern in die Behandlung

Bereits während des ersten Hausbesuchs war die Sitzmöglichkeit für Alexander während der Mahlzeiten Thema. Der Ergotherapeut

erkundigt sich erneut, ob der Stuhl auch benutzt wird. Des Weiteren gibt er den Eltern konkrete Tipps, wie sie das Baden, Duschen und Haarewaschen für Alexander angenehmer gestalten können. Er empfiehlt ihnen statt der Benutzung eines Duschkopfes, die Haare mit einem Eimer Wasser abzuspülen und rät zum Einsatz eines festen Waschlappens. Innerhalb der Behandlung werden die Eltern einbezogen, indem ihnen Techniken zur taktilen Hemmung (z.B. Abbürsten) demonstriert werden und sie am Ende einer jeden Behandlungseinheit anwesend sind. Alexander darf dann zeigen, was er in der Stunde gemacht hat. Außerdem besteht Gelegenheit zum Austausch über Aktuelles. Als konkrete Spielidee wird den Eltern das Spiel „Rubbelraten" genannt. Hierbei wird Alexander mit einem festen Lappen oder Schwamm abgerubbelt und muss mit geschlossenen Augen erraten, welche Körperteile gerade berührt werden (Höfkes, 2002).
Im Rahmen des telefonischen Austauschs mit den Erziehern im Kindergarten gibt der Ergotherapeut Anregungen zur Betätigung von Alexander. So könnte beispielsweise darauf geachtet werden, dass Alexander sich am „Bastelvormittag" entscheiden darf, ob er am Programmpunkt „Knettisch" oder „Holzwerkstatt" teilnimmt. In der Großgruppe könnte es für Alexander hilfreich sein, wenn die Erzieher ihn zu bestimmten Angeboten (Basteln / Malen) stärker motivieren. Dabei wäre es wichtig, dass sie Alexander ihre Unterstützung anbieten, damit er nicht allzu häufig auf bekannte Spiele (Bauen) zurückgreift.

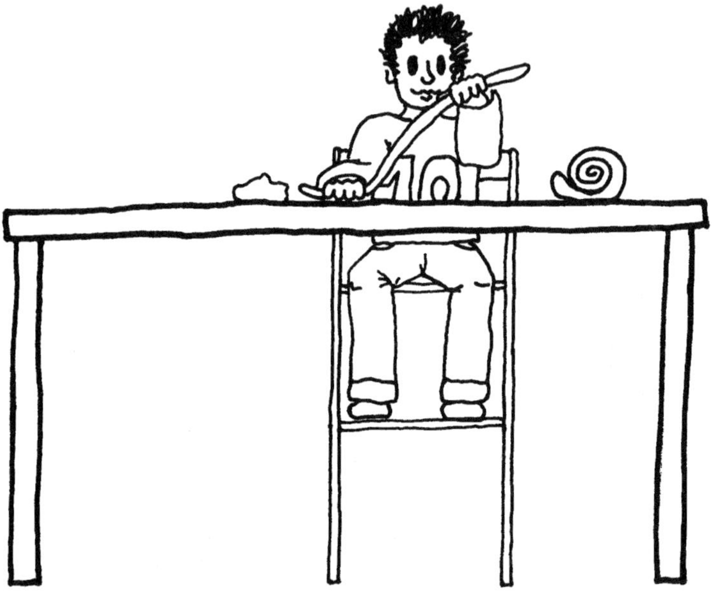

Stufe 7: Beratung und Behandlung gemeinsam evaluieren

Es erfolgt eine **Evaluation der Behandlung**, indem der Therapeut die Mutter nach der Situation im Kindergarten befragt. Außerdem überdenkt er, ob die Behandlungsangebote die richtige Herausforderung für Alexander darstellen. Über mögliche Veränderungen holt sich der Therapeut zusätzlich Rückmeldung vom Kindergarten ein.

Die **Evaluation der Beratung** findet statt, indem der Therapeut nachfragt, ob sich durch den höhenverstellbaren Stuhl und den Gebrauch eines Eimers zum Ausspülen der Haare etwas verändert hat. Damit wird evaluiert, ob die Eltern die Beratungsaspekte praktisch umsetzen konnten und sie mit der Beratung bisher zufrieden waren. Eine regelmäßige Dokumentation der Beratung befähigt den Therapeuten, die Behandlung jederzeit konkret zu evaluieren.

Nach einem halben Jahr findet ein erneutes Gespräch mit Alexanders Eltern statt, in dessen Rahmen reflektiert wird, ob die angestrebten Ziele erreicht wurden. Das COPM wird erneut durchgeführt. Der Vater berichtet, dass es Alexander beim Essen mittlerweile gelingt, 15 Minuten am Tisch sitzen zu bleiben. Seine Mutter äußert ihre Zufriedenheit mit der Beratung. Sie fühlt sich im Umgang mit Alexanders Überempfindlichkeit jetzt sicherer. Die Besorgnis darüber, dass Alexander im Kindergarten wenig Kontakt zu anderen Kindern hat, wird von den Eltern als neues Problem priorisiert. Hier beginnt der Prozess der Behandlung und Beratung erneut bei Stufe 1.

Wie geht es weiter?

Alexander ist mittlerweile 5;07 Jahre alt und hat ein gutes Vertrauensverhältnis zum Therapeuten. Bei einem Gespräch mit ihm kann der Ergotherapeut erfahren, dass Alexander sich in den grobmotorischen Fähigkeiten wie Klettern, Rennen und Hüpfen als geschickt einschätzt. Es stört ihn aber, dass er noch nicht wie die anderen Kinder aus seiner Nachbarschaft ohne Stützräder Fahrrad fahren kann. Der Ergotherapeut liest mit Alexander das Buch „Nick und die Ergotherapie“ (Barnhöfer, 2003), um an einem Beispiel zu verdeutlichen, dass es auch anderen Kindern geht wie ihm. Wie Nick in der Geschichte kann Alexander im Rahmen der Ergotherapie und auf dem Spielplatz mit wackeligen Dingen üben, damit er sicherer wird. Alexanders Eltern wird sein Ziel mitgeteilt und ihnen wird erklärt, dass Alexanders Ziel genauso wichtig ist. Das Erreichen von Alexanders Ziel kann dazu führen, dass das neu bestimmte Ziel der Eltern erreicht wird. Hat Alexander genug vestibuläre Sicherheit erlangt, um mit den Kindern auf der Straße mitzuhalten, wird sein Selbstbewusstsein gestärkt und es fällt ihm leichter, den Kontakt zu anderen, fremden Kindern zu suchen.

6. Chancen und Schwierigkeiten der Elternberatung

Nun werden wir genauer darauf eingehen, welche Chancen, Schwierigkeiten und Veränderungen sich aus der Anwendung des Kanadischen Modells auf die Elternberatung ergeben. Eine derartige Veränderung in der ergotherapeutischen Arbeit ist ein langsamer Prozess des Lernens und Modifizierens, weshalb dies nur eine Momentaufnahme sein kann.
Die Informationen der befragten Experten fliessen mit unseren eigenen Erfahrungen zusammen.

6.1 Chancen der Elternberatung

Veränderungen in der Elternberatung

Die Arbeit ist klientenzentrierter geworden:
Die Therapie orientiert sich an den Eltern. Das bedeutet, dass die Anliegen der Familie konstant Thema in der Behandlung und den Beratungsgesprächen mit den Eltern sind. Das verändert das Verhältnis zu ihnen. Sie merken, dass ihre Meinungen oder Anliegen wichtig sind und sie direkt einbezogen werden. Sie vertrauen sich dem Therapeuten eher an und fragen mehr nach. Werden Empfehlungen an die Eltern gegeben, wird in einer der kommenden Therapiestunden nach der Umsetzung zu Hause gefragt.

> *„Es ist schön, dass Sie nicht den Fachmann raushängen lassen, sondern wirklich schauen, was wir als Familie wollen.“*

Belange der Eltern sind mehr in den Vordergrund gerückt:
Zu Beginn und mit Hilfe des COPM werden die von den Eltern genannten Probleme konkret festgehalten. Gesprächen, ob nun in der Behandlung oder am Ende der Stunde, wie auch längeren Elterngesprächen wird mehr Zeit und Bedeutung zugemessen. Auch wenn dadurch zunächst weniger Aufmerksamkeit auf dem Kind liegt, kommt ihm dies dennoch zugute, weil die Eltern die Probleme besser verstehen und damit umgehen können.

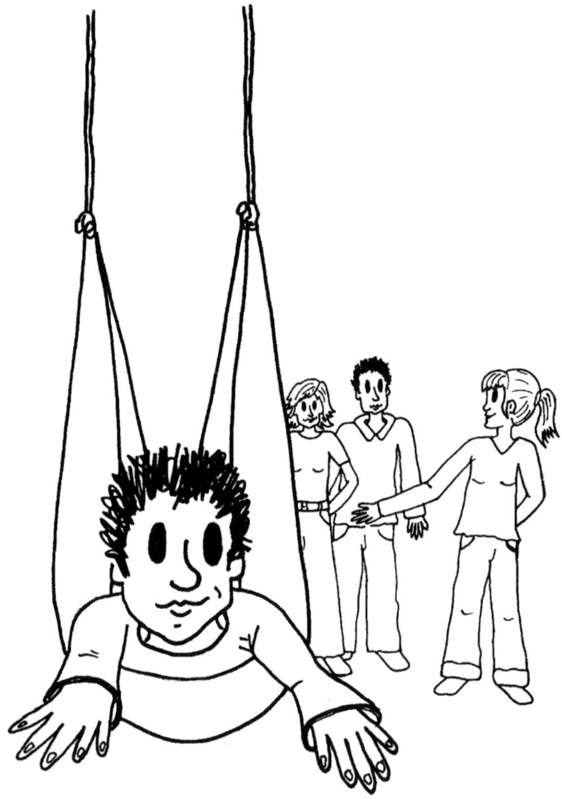

Die Eltern sind mitverantwortlich für das Gelingen des Therapieverlaufs:
In den Gesprächen erfahren die Eltern ihre zentrale Rolle bei der Förderung des Kindes. Gleichzeitig wird erklärt, welche Funktion die Ergotherapie einnimmt und dass sie, bezogen auf die gesamte Entwicklung des Kindes nur ein kleiner Anstoß sein kann. Die Eltern erhalten individuelle Alltagsempfehlungen, die sie nicht überfordern, aber kleine Verbesserungen für das Kind bewirken.

> *„Wir haben übrigens für unser Kind ein Rollbrett für zu Hause besorgt."*

Eltern sind motivierter:
Durch die enge Einbeziehung in die Therapie ist von den Eltern mehr Einsatz gefragt. Durch positive Rückmeldung über ihre Bemühungen und Überlegungen zum Kind erfahren sie Wertschätzung. Als sehr motivierend für die Eltern wirkt das Ansprechen von Stärken des Kindes. Das unterstützt sie weiterhin, ihr Mögliches

für das Kind zu tun. Bei Familien mit komplexer Problematik ist man als Therapeut gefragt, auch kleinste Bemühungen anzuerkennen.

Therapeutisches Vorgehen ist für die Eltern nachvollziehbarer:
Die Fragen der Eltern zeigen, dass sie die Inhalte der Therapie auf ihre Weise nachvollziehen und verstehen möchten. Entscheidend ist dabei, sich auf ihre individuelle Situation einzulassen und in ihrer Sprache und entsprechend ihrer Anliegen auf sie einzugehen. Es kann hilfreich sein, das Beisein der Eltern in der Behandlung zu nutzen, um ihnen anhand konkreter Situationen zu demonstrieren, wie sie das Verhalten des Kindes bei bestimmten Tätigkeiten (z.B. Socken anziehen) verstehen und damit umgehen können. Wichtig ist, dass wir uns als Therapeuten Zeit für alltägliche Dinge lassen, die das Kind bewältigen soll. So kann es auch für die Eltern klar werden, dass ihr Kind für bestimmte Betätigungen Zeit und Anleitung oder Hilfestellung benötigt und dies nicht im Stress des Alltags gelingen kann. Dieses Verständnis macht es ihnen leichter, Ideen zu Hause selbst zu entwickeln.

Veränderungen in der Berufsidentität

Mehr Sicherheit in der Abgrenzung zu anderen Berufsgruppen:
Die Darstellung des diagnostischen und therapeutischen Vorgehens im interdisziplinären Team ist leichter geworden. Auch wenn größere Berufserfahrung einen Einfluss darauf hat, können Therapeuten deutlicher formulieren, worum es in der Ergotherapie geht. Das durchgeführte COPM zeigt, bei welchen Anliegen der Eltern Ergotherapeuten und bei welchen andere Berufsgruppen, wie z.B. Psychologen, hilfreich sein können. Durch die aus der Evaluation mit dem COPM ersichtlichen Veränderungen lassen sich Therapiefortschritte eindeutig nachweisen.

„Ich kann den Ärzten jetzt besser erklären, was Ergotherapie ist."

Der Abschluss einer Therapie wird eigenständig gestaltet:
Indem man sich in der Therapie klarer an konkreten Handlungsproblemen orientiert, sind Veränderungen deutlicher und erleichtern so das Beenden der Ergotherapie. Besonders durch den Einsatz des COPM zur Evaluation der Behandlung wird die prognosti-

sche Einschätzung deutlich. Wenn sich über lange Zeit kaum Veränderungen ergeben, wird dies schneller bemerkt und neue Interventionen angedacht.
Indem man mit den Eltern über Möglichkeiten nachdenkt, wie das Kind in seiner Umwelt (z.B. Kindergarten, Freizeit) gefördert werden kann, wird die ergotherapeutische Behandlung schneller entbehrlich.

> *„Meine Behandlungsdauer hat sich verkürzt."*

Steigende Zufriedenheit mit der Elternberatung:
Auch wenn dem Therapeuten sehr unterschiedliche Familien begegnen, sind sie allgemein mit ihrer Elternarbeit zufriedener. Mit manchen Familien lässt sich sehr leicht effektiv und partnerschaftlich zusammenarbeiten. Mit Familien, die einer Vielzahl an Schwierigkeiten ausgesetzt sind, gelingt ein partnerschaftlicher Umgang oft nur schwer. Die Möglichkeiten des Kanadischen Modells und des COPM bieten dem Therapeuten neue Kompetenzen.

Entlastung des Therapeuten, Eltern tragen gemeinsame Verantwortung:
Durch eine bessere Transparenz und Aufklärung der Eltern ist man als Therapeut entlastet. Dafür ist es notwendig, die aktive Mitarbeit der Eltern immer wieder einzufordern. Dies ist nicht immer einfach, da Arbeitssetting und Team unterschiedliche Erwartungen an den Ergotherapeuten richten. Ganz besonders bei der Frage der Wirksamkeit der Ergotherapie zählt die Sicht der Eltern leider noch sehr wenig.
Zusätzlich können auch motivierte Erzieher den Ergotherapeuten entlasten, indem sie die Inhalte der Therapie in den Alltag des Kindes umsetzen.

Das Modell unterstützt die persönliche Einstellung und gibt dadurch Sicherheit:
Die Struktur des Kanadischen Modells mit dem Prozessmodell OPPM und die klientenzentrierte Haltung sind selbstverständliche Teile unserer therapeutischen Arbeit geworden. Als Therapeut überprüft man ständig die Alltagsrelevanz der Therapieinhalte. Das OPPM macht die Elternberatung strukturiert und transparent. In Berichten und Gesprächen mit Ärzten wird die Handlungskompetenz des Kindes im Alltag mehr betont.

Gesteigerte Effektivität der Behandlung

Eltern können Therapieinhalte im Alltag besser umsetzen und so ihr Kind besser unterstützen:
Es ist deutlich geworden, dass Eltern mit größerem Verständnis für ihr Kind mehr in ihrem Alltag verändern. Dabei sind die Ressourcen jeder Familie recht unterschiedlich.

> *„Das Haarewaschen klappt wirklich viel besser, seit wir den Eimer benutzen."*

Erhöhte Zufriedenheit und Motivation der Eltern:
Wie bereits erwähnt, sind die Eltern motivierter, sich an der Behandlung zu beteiligen. Wenn Eltern gelernt haben, besser mit den Schwierigkeiten ihres Kindes umzugehen, können sich diese erstaunlich schnell verringern. Das liegt oft daran, dass Eltern in der Lage sind, eigene Problemlösungen zu entwickeln und sich ihre Ansprüche an das Kind verändern. Manchmal können schon kleine Hinweise oder das ernsthafte Zuhören zur Auflösung eines Problems beitragen.

> *„Mein Kind hat endlich Spaß am Malen."*

Durch Transparenz der Therapieinhalte erhöht sich das Verständnis der Eltern:
Konkrete Alltagsbeispiele und gemeinsam beobachtete Situationen erleichtern das Verstehen der besonderen Betätigungsbedürfnisse des Kindes.

Eltern übernehmen Mitverantwortung für die Therapie:
Die Eltern sind stärker in die Therapie einbezogen und fühlen sich mehr für die Therapie verantwortlich. Bei einigen Eltern bemerkt man, dass sie sich für ihr Kind engagieren und vermehrt neue Ideen für die Freizeitgestaltung entwickeln.

> *„Was halten Sie davon, wenn ich Max beim Judo anmelde?"*

Therapiefortschritte werden schneller erreicht:
Durch die Arbeit an kleinen, konkreten Zielen werden Fortschritte schneller bemerkt. In der Beratung werden Veränderungen der kindlichen Umwelt angeregt. So wird von verschiedenen Seiten die Förderung des Kindes verbessert. In jedem Falle werden Fortschritte,

die an dem Alltagstun des Kindes gemessen werden, deutlicher und schneller sichtbar.

6.2 Schwierigkeiten der Elternberatung

Die wichtigsten Schwierigkeiten, die Ergotherapeuten bei der Umsetzung der Elternberatung nach dem Kanadischen Modell in der Praxis erleben, werden hier genannt. Die Erfahrungen mit möglichen Lösungsansätzen, können helfen, diese Schwierigkeiten zu überwinden.

Erschwerte Zusammenarbeit mit Familien mit komplexer Problematik

Interdisziplinäre Zusammenarbeit

Da in einem Team verschiedene Kompetenzen der Familie Unterstützung bieten können, schafft dies auch für Ergotherapeuten eine Entlastung. Mit einem Befundungsinstrument wie dem COPM werden die wichtigsten Handlungsprobleme des Kindes aus Sicht der Eltern herausgefunden. Auf dieser Basis kann das interdisziplinäre Team entscheiden, welche Intervention bei der Fülle an Problemen einer Familie angeboten werden kann.

Problematik in Teilziele strukturieren

In der Zusammenarbeit mit diesen Familien ist das gemeinsame Abstimmen von Therapiezielen besonders schwierig, aber mindestens genauso wichtig. Ziele müssen konkret formuliert sein und es soll feststehen, woran und zu welchem Zeitpunkt man das Erreichen überprüfen kann.

Häufige Elterngespräche

Es hat sich gezeigt, dass es gerade mit jenen Familien sinnvoll ist, häufiger kurze Elterngespräche zu führen, um sie eng in die Therapie einzubinden. Dabei ist es wichtig, die Befindlichkeit der Familie, aber auch die Möglichkeiten der Umsetzung in den Alltag immer wieder anzusprechen. Die Therapie ist oft besonders effektiv, wenn den bei der Behandlung anwesenden Eltern Sinn und Zweck der einzelnen Inhalte der Therapiestunden erklärt werden. So kann vermieden werden, dass sie ihren Ressourcen entsprechend überfordert werden.

Fehlende Sicht der Eltern auf die Stärken des Kindes

Wenn der Fokus der Familie auf den Problemen ihres Kindes liegt, werden postive Eigenschaften des Kindes oft übersehen. Da aber genau in den Stärken des Kindes der Schlüssel zur Lösung von Schwierigkeiten liegen kann, sollte man die Eltern darauf aufmerksam machen. Lob und die positive Sicht auf das Kind motivieren die Familie, Probleme optimistischer anzugehen.

Einbeziehung der Eltern in die Therapie

Die Teilnahme der Eltern an der Behandlung gibt ihnen die Chance, sowohl Stärken als auch Schwächen des Kindes aus einer beobachtenden Position zu erleben. Dabei staunen Eltern oft über Dinge, die ihr Kind schon alleine kann wie z.B. beim Anziehen. Der Spaß beim gemeinsamen Spielen wirkt positiv auf die Beziehung und gibt den Eltern Ideen und Motivation, diese auch zu Hause umzusetzen.

> „Jetzt merke ich, was Lena schon alles kann. Ich glaube, ich helfe ihr immer viel zu schnell und mische mich ein, ohne sie einfach machen zu lassen.“

Videoaufnahmen

Auch wenn Videoaufnahmen mit einem großen Mehraufwand verbunden sind, stellen sie eine konkrete Beobachtungs- und Gesprächsgrundlage dar.

Eltern Aufträge geben und diese später besprechen

Ganz besonders bei Eltern, die eher ängstlich sind oder ihren Kindern vorschnell helfen, sind gezielte Aufträge für zu Hause sinnvoll. In einer der nächsten Stunden wird nochmals nachgefragt, wie selbständig das Kind nun bestimmte Tätigkeiten ausführen kann.

Eingeschränktes Bewusstsein der Familie über Probleme ihres Kindes

Gespräche und Selbsteinschätzungsassessments

Durch gezieltes Nachfragen und mit viel Einfühlungsvermögen ist es möglich, die Eltern an Probleme ihrer Kinder heranzuführen. Es ist verständlicherweise kein leichter Weg, sein Kind in seiner Andersartigkeit zu akzeptieren. Wenn den Eltern Zeit und Gelegenheit gegeben wird, ihr Kind zu erleben und zu verstehen, fällt es ihnen leichter. Die Durchführung des COPM kann helfen, die belastenden Anliegen aufzudecken und zu erfassen.

Einbeziehung der Eltern in die Therapie

Wenn Eltern sowohl in der Diagnostik als auch in der Therapie anwesend sind, sehen sie die Probleme ihres Kindes deutlicher. Es ist hilfreich, das Verhalten des Kindes wertfrei zu beschreiben und konkret mögliche Ursachen und Zusammenhänge zu erklären.

Videoaufnahmen

Ist das Kind in der Therapie durch seine Eltern sehr abgelenkt, können Videoaufnahmen den realistischen Blick auf die Schwierigkeiten des Kindes erleichtern.

Kulturelle und sprachliche Barrieren

Angehörige oder Dolmetscher für die Übersetzung

Versteht ein Elternteil sehr wenig deutsch, kann als Unterstützung für das Elterngespräch ein Dolmetscher oder Angehöriger hinzugezogen werden. Die Organisation eines Übersetzers liegt allerdings in den Händen der Eltern. Der Therapeut kann diese Möglichkeit lediglich ansprechen und sich bemühen, der Familie bei der Terminvereinbarung entgegenzukommen.

Deutliche Sprache und Informationsmaterial

Langsame und deutliche Sprache, Blickkontakt und einfache Wortwahl können ein Elterngespräch erleichtern. Informationen zur Ergotherapie sind in verschiedenen Sprachen beim DVE erhältlich.

Wissen über den anderen Kulturkreis

Gerade die Verarbeitung der Behinderung eines Kindes ist kulturell sehr unterschiedlich. Es fällt beispielsweise muslimischen Vätern oft nicht leicht, ihren „besonderen“ Sohn zu akzeptieren. Von uns als Ergotherapeuten ist in diesem Fall ein hohes Maß an Empathie und Akzeptanz gefragt. Der Anspruch an die Mitarbeit der Eltern sollte den kulturellen Werten gerecht werden.

7. Schlussgedanken

Aus unserer bisherigen Berufserfahrung stimmten wir darin überein, dass die Arbeit mit den Eltern in der pädiatrischen Behandlung einen wichtigen Stellenwert hat und für den Erfolg der Therapie ausschlaggebend ist. Das Fehlen von Konzepten für die Elternberatung und unser Wunsch, daran etwas zu verbessern, motivierte uns, dies zum Thema unserer Diplomarbeit zu machen. Da unserer Meinung nach die Ergotherapeuten in der Elternberatung im allgemeinen eher individuell vorgehen, suchten wir nach einer geeigneten Struktur für den Beratungsprozess. Diese bietet uns das OPPM im Rahmen des Kanadischen Modells.
Über unsere Diplomarbeit hinaus war es uns wichtig, diesen Leitfaden zu verfassen, der eine Umsetzung der ergotherapeutischen klientenzentrierten Elternberatung erleichtern soll.
In der vergangenen Zeit konnten wir bemerken, welche Veränderungen in unserer Arbeit sich durch das Umsetzen dieser sinnvollen Struktur ergeben haben. Diese beziehen sich nicht nur auf die „andere" Beziehung zu den Eltern oder die „größere" Klarheit im interdisziplinären Team, sondern auch auf unsere eigene berufliche Zufriedenheit. Dies hat uns motiviert, diese gesammelten Erfahrungen einem breiteren Forum von Ergotherapeuten zugänglich zu machen.
Zum jetzigen Zeitpunkt bestehen noch viele Fragen und Herausforderungen. Wie lässt sich der Unterschied zwischen der „herkömmlichen" Elternberatung und der Beratung nach dem CMOP messen? Führt ein strukturiertes, reflektiertes und vor allem klientenzentriertes Vorgehen und die enge Einbeziehung der Eltern in der Behandlung des Kindes tatsächlich schneller zum Erfolg?
Die gleichberechtigte Beziehung zu den Eltern und das Einlassen auf ihre individuelle Problematik ist in unserer ergotherapeutischen Arbeit in den Vordergrund gerückt. Wir messen der Meinung der Eltern einen höheren Stellenwert bei und sprechen in ihrer Sprache, z.B. indem wir bewusst Fachbegriffe vermeiden. Das OPPM bietet für den Behandlungs- und Beratungsprozess eine Strukturhilfe, wobei wir die Stufen nicht immer chronologisch und vollständig durchlaufen.

Unsere Diplomarbeit und dieser Leitfaden für Ergotherapeuten sind eine erste Bestandsaufnahme, wie Elternberatung nach dem CMOP in Deutschland Anwendung findet. Weitere Forschungsstudien

könnten die Ergebnisse unserer Studie vertiefen, untermauern und die Effektivität der Elternberatung nach dem Kanadischen Modell im Vergleich zur „herkömmlichen“ Elternberatung untersuchen. Die Erstellung eines Dokumentationssystems könnte die Anwendung des CMOP in der Elternberatung erleichtern und zudem die Qualität der pädiatrischen Arbeit sichern.
Wir könnten uns außerdem die Entwicklung eines Konzeptes für die ergotherapeutische Aus- und Weiterbildung zum Thema „Elternberatung nach dem Kanadischen Modell“ vorstellen.
Wir hoffen, dass es Ihnen und uns gelingen wird, die an der Praxis orientierten Inhalte des Leitfadens in die tägliche Arbeit zu integrieren und dadurch eine verbesserte Situation im Alltag des Kindes und seiner Familie herbeizuführen.
Wir glauben, dass Sie einige der Inhalte des Leitfadens bereits unbewusst mit den Eltern anwenden. Trotzdem denken wir, dass es wichtig ist, sich als Therapeut seines Vorgehens bewusst zu sein und dieses ständig zu reflektieren.
Gerne nehmen wir Ihre Anregungen, Meinungsäußerungen, Erfahrungen und konstruktive Kritik entgegen.

Emailadresse: Elternberatung-CMOP@web.de

Die zugrunde liegende Diplomarbeit können Sie über die Edition vita activa unter www.aha-netz.de unter der Bestellnummer LR 8 beziehen.

Wir danken

- den Ergotherapeuten, die durch ihre Teilnahme an unserer Studie die Grundlage für diesen Leitfaden gelegt haben
- der Illustratorin Eva Pluimers
- den Akteuren des Titelbildes: Susanne, Nico und Finn-Phillip Bürrig
- dem Korrekturleser Alfred Oberfell

Über die Autorinnen

Ann Fichtner (geb. 1976) beendete ihre ergotherapeutische Berufsausbildung 1999 an der Wannsee-Schule in Berlin. Seitdem arbeitete sie in einer ergotherapeutischen Praxis und in einem Sozialpädiatrischen Zentrum in Berlin. Sie nahm an Fortbildungen wie dem SI-Grundkurs und Kursen über Bobath, Perfetti und Hilfsmittelversorgung teil. Sie schloss im Juni 2003 das Bachelor-Studium an der Hogeschool Zuyd in den Niederlanden ab. Zusätzlich zu ihrer Arbeit im SPZ ist sie als Dozentin an Ergotherapieschulen tätig.

Sabine Brüggen (geb. 1974) absolvierte ihre ergotherapeutische Ausbildung 1998 in Düsseldorf. Sie lebt und arbeitet in Neuss, hat an vielfältigen Fortbildungen wie Affolter, Bobath und Vehaltenstherapie teilgenommen und ist SI-Therapeutin (DVE). Im Juni 2003 schloss sie das Studium an der Hogeschool Zuyd in den Niederlanden mit dem Abschluss Bachelor ab. Neben ihrer pädiatrischen Arbeit in einer Praxis ist sie Dozentin an einer Ergotherapieschule in Neuss.

Birgit Huber (geb. Oberfell, geb. 1972) schloss ihre Ausbildung zur Ergotherapeutin 1995 in Würzburg-Rimpar ab. Zwei Jahre arbeitete sie in einem psychiatrischen Krankenhaus und stundenweise in einer pädiatrischen Praxis. Seit nunmehr 7 Jahren ist sie in einer Frühförderstelle der Lebenshilfe Erlangen tätig. An SI-Grundkurs, Bobath-, Affolter-, Piagetfortbildungen nahm sie in den letzten Jahren teil. Im Juni 2003 beendete sie das Studium an der Hogeschool Zuyd in den Niederlanden mit dem Bachelor-Abschluss. Im Rahmen ihrer Tätigkeit in der Frühförderstelle ist sie als Triple P Elternberaterin tätig.

8. Glossar

Ansatz: „Wege und Mittel, um Theorie in die Praxis umzusetzen." (Reed in Hagedorn, 2000, S. 131). Ein möglicher Ansatz in der Pädiatrie ist die sensorische Integrationstherapie.

Assessment: Bedeutet soviel wie Bewertung, Beurteilung, Befunderhebung. Das Assessment des Kanadischen Modells ist das COPM. Weitere Beispiele für pädiatrisch relevante Assessments sind die gezielten Beobachtungen, der SCSIT, der DTVP II oder der MOT.

Betätigungsperformanz (occupational performance): Ist „die Fähigkeit sinnvolle kulturell bedingte und altersentsprechende Betätigungen auszuwählen, zu organisieren und zufriedenstellend auszuführen, um sich selbst zu versorgen, Freude am Leben zu haben und zum sozialen und ökonomischen Gefüge einer Gemeinschaft beizutragen." (CAOT 1997 in Jerosch-Herold, 1999, S. 157)

Betätigungsperformanzbereiche: Die drei Bereiche, in denen Betätigung ausgeführt werden kann. Im Kanadischen Modell werden diese eingeteilt in Selbstversorgung, Produktivität und Freizeit.

Betätigungsperformanzkomponenten: Sind Handlungskomponenten einer Person, die sich aufteilen lassen in:
Affektive Komponenten (Gefühl): umfasst alle sozialen und emotionalen Funktionen einschließlich der interpersonellen (zwischenmenschlichen) und intrapersonellen (persönlichen) Faktoren.
Kognitive Komponenten (Denken): umfasst alle mentalen Funktionen (sowohl Kognition als auch Intellekt) und beinhaltet unter anderem Wahrnehmung, Konzentration, Gedächtnis, Verständnis, Beurteilung und Schlussfolgerung.
Physische Komponenten (Handeln): umfasst alle sensorischen, motorischen und sensomotorischen Funktionen (CAOT, 2002).

Betätigungsbedürfnisse: „Sind aktuelle oder potentielle Anliegen einer Person. Es ist ein weniger emotional belegter Begriff als das Wort 'Problem'. Nicht jeder Klient, der in die Ergotherapie kommt, möchte seine Situation mit dem Wort Problem bezeichnen." (CAOT, in Scholz, 2002, S. 69)

CO-OP (cognitive orientation to occupational therapy= kognitive Orientierung der Ergotherapie): Ein Therapieansatz, der die Handlungsausführung von Kindern mit leichten motorischen Schwierigkeiten durch die Anwendung von kognitiven Strategien verbessert.

COPM (Canadian Occupational Performance Measure): Das COPM ist ein halbstrukturiertes Interview, in dem der Klient seine Probleme benennt und nach Wichtigkeit einstuft. Daraus werden die Ziele der Therapie festgelegt.

Delphi-Methode: Die Delphi-Methode ist eine Expertenbefragung auf der Grundlage von Fragebögen mit dem Ziel, einen gemeinsamen Meinungskonsens zu einem komplexen Thema zu schaffen.

Evaluation: Bewertung. Die Effektivität einer Aktion wird an dem Fortschritt gegenüber dem vorher vereinbarten Ergebnis gemessen (Hagedorn 2000).

Handlungskomponenten: Siehe Betätigungsperformanzkomponenten.

Kanadisches Modell (Canadian Model of Occupational Performance CMOP): Ein 1997 entwickeltes Modell, das die Sichtweise des Ergotherapeuten auf die dynamische Beziehung zwischen Person, Umwelt und Betätigung erläutert. Zusammen ergibt dies die Betätigungsperformanz einer Person, die sie in ihrem Leben erfährt (CAOT, 2002). Eines der Kernelemente des Modells ist die Klientenzentriertheit.

Klientenzentriertheit: Klientenzentriertheit ist ein Ansatz, der die Philosophie des Respekts und der Partnerschaftlichkeit mit dem Klienten verinnerlicht. Die Klientenzentrierte Praxis erkennt die Autonomie, das Bedürfnis, selbst Betätigungsanliegen auszuwählen, die Stärken, die der Klient in die Therapie einbringt, die Vorteile der partnerschaftlichen Therapeut-Klient-Beziehung und das Bedürfnis, sich zu versichern, dass die Dienstleistung für das Leben des Klienten passend ist, an (Wilkins, 2001).

OPPM (Occupational Performance Process Model): Ist ein 7-stufiges Praxismodell, welches den Therapeuten und den Klienten durch einen klientenzentrierten Prozess begleitet. Er beginnt mit der Identifikation der für den Klienten bedeutsamen Betätigungsbedürfnissen und endet mit der Lösung bzw. der Evaluation dieser (Jerosch-Herold, 1999).

Performanzkomponenten: Siehe Betätigungsperformanzkomponenten.

Performanzprobleme: Siehe Betätigungsbedürfnisse.

Ressourcen: Stärken, die in der Umwelt des Klienten liegen, z.B. soziale, familiäre oder gesellschaftliche Unterstützungen (CAOT, 2002). „Es können aber auch durch den Therapeuten Ressourcen für den Therapieprozess zur Verfügung gestellt werden wie z.B. durch Fachwissen, Therapiematerial oder Räumlichkeiten.“ (Scholz, 2002, S. 72)

Spiritualität: „Bezieht sich auf das ganz persönliche Innere, die Anteile einer Person, die sie motivieren, sich den Aufgaben und Tätigkeiten im täglichen Leben zu stellen.“ (Jerosch-Herold, 1999, S. 158)

9. Literatur

9.1 Benutzte Literatur

Barnhöfer, T., Knodt, S., Weise, U., Nick und die Ergotherapie. Schulz- Kirchner Verlag, Idstein, 2003.

BGB, Bürgerliches Gesetzbuch. DTV-Beck, 53. Auflage, 2002.

Brüggen, S., Fichtner, A., Oberfell, B., Elternberatung nach dem Kanadischen Modell, Prozessorientierte Beratungsaspekte nach dem OPPM, Eine Chance für die klientenzentrierte Behandlung 4- bis 6-jähriger Kinder, Erstellung eines Leitfadens für Ergotherapeuten. Diplomarbeit der Hogeschool Zyud, Edition vita activa- Limburger Reihe, 2003.

Canadian Association of Occupational Therapists (CAOT), Enabling Occupation: An Occupational Therapy Perspective. CAOT Publications, Ottawa, 2002.

Case-Smith, J., Occupational therapy for Children, 4th edition, by Mosby, St. Louis, 2001.

Deutscher Verband der Ergotherapeuten e.V. (DVE), Indikationskatalog, Ambulante Ergotherapie. Schulz-Kirchner Verlag, Idstein, 2001.

Flaschel,C., „Das COPM- Ergotherapeutische Zielfindung in der Kinder- und Jugendpsychiatrie, Kinder mit HKS". Zeitschrift für angewandte Wissenschaft, 4/2002, 3 (1), S. 31-41.

Hagedorn, R., übersetzt von Dehnhardt B. und J., Ergotherapie-Theorien und Modelle. Georg Thieme Verlag, Stuttgart, 2000.

Höfkes, A., Trahe, U., Trepte, A., Alltagssituationen spielend meistern, Ein Handlungsleitfaden für den Alltag von Familien mit hyperaktiven Kindern. verlag modernes lernen, Dormund, 2002.

Jerosch-Herold, C., Marotzki, U., Hack, B. M., Weber, P., (Hrsg.), Konzeptionelle Modelle für die ergotherapeutische Praxis.

Springer Verlag, Rehabilitation und Prävention, Berlin / Heidelberg, 1999.

Missuna, C., Pollock, N., Percieved efficacy and goal setting in young children. CJOT, 2000, 67 (2), S. 101-109.

Pauli, S., Kisch, A., Was ist los mit meinem Kind?. Urania-Ravensburger Verlag, Berlin, 1998.

Prenger, E., Als het op school niet gaat zoals ze willen-een occupation based en clientgerichte aanpak van de ergotherapeut bij kinderen met Development Coordination Disorder. Diplomarbeit der Hogeschool van Amsterdam, 2002.

Scholz, S., Strebel, H., Sulzmann, I., Don't tell. Ask! Möglichkeiten und Schwierigkeiten des Klientenzentrierten Ansatzes in der Pädiatrie. Diplomarbeit der Fachrichtung Ergotherapie, Hogeschool Zuyd, 2002.

Wilkins, S., Pollock, N., Rochon, S., Law, M., „Implementing client-centered practice: Why is it so difficult to do?". CJOT, 2001, 68 (4), S. 70-78.

9.2 Empfehlenswerte Literatur

Canadian Association of Occupational Therapists (CAOT), Enabling Occupation: in children, The CO-OP approach. CAOT Publications, Ottawa, 2004.

George, S., Praxishandbuch COPM. Schulz-Kirchner-Verlag, Neue Reihe Ergotherapie, DVE, Idstein, 2002.

Law, M. et al., Canadian Occupational Performance Measure. CAOT, 3. Auflage, Toronto, Lizensierte deutsche Ausgabe, 1999.

Marotzki, U., Ergotherapeutische Modell praktisch angewandt. Springer Verlag, Berlin / Heidelberg, 2002.

Sumsion, T., Klientenzentrierte Ergotherapie, Umsetzung in die Praxis. Deutsche Übersetzung von B. und J. Dehnhardt, Thieme Verlag, Stuttgart / New York, 2002.

Anhang

Canadian Occupational Performance Measure

zweite Ausgabe

Autoren:
Mary Law, Sue Baptiste, Anne Carswell,
Mary Ann McColl, Helene Polatajko, Nancy Pollock

Das Canadian Occupational Performance Measure (COPM) ist ein individuell einzusetzendes Messinstrument für den ergotherapeutischen Gebrauch. Es stellt Veränderungen fest, die Klienten bezüglich ihrer Occupational-Performance-Probleme im Laufe der Zeit wahrnehmen.

Name des Klienten: Alexander		
Alter: 5;1	Geschlecht: männlich	Kostenträger: Krankenkasse
Befragter (falls nicht der Klient selbst): Mutter		
Erhebung am: 2.3.2004	Geplantes Datum der erneuten Erhebung: September 2004	Erneute Erhebung am:

Ergotherapeut:
Institution:
Therapieprogramm

Herausgegeben von CAOT Publications ACE

Schritt 1:
Identifizieren von Occupational-Performance-Problemen

Es geht darum, Occupational-Performance-Probleme, -Belange und -Anliegen zu erkennen. Interviewen Sie den Klienten, fragen Sie nach Alltagstätigkeiten der Selbständigkeit, Produktivität und Freizeit. Bitten Sie den Klienten, alle Dinge zu nennen, die er tun möchte, muss oder die von ihm erwartet werden, indem er sich einen typischen Tagesablauf vorstellt. Dann bitten Sie ihn, diejenigen Tätigkeiten zu nennen, bei denen er zur Zeit Schwierigkeiten hat, sie zufriedenstellend auszuführen.
Tragen Sie diese Schwierigkeiten bei Schritt 1A, 1B oder 1C ein.

Schritt 2:
Einstufung der Wichtigkeit

Bitten Sie den Klienten, mit Hilfe der beiliegenden Einstufungskarte die Wichtigkeit jeder Tätigkeit von 1 bis 10 einzustufen.
Tragen Sie die Einstufungen in die entsprechenden Kästchen bei den Schritten 1A, 1B und 1C ein.

Schritt 1A: **Selbstversorgung**		Wichtigkeit
eigene körperliche Versorgung (z.B. Anziehen, Sichwaschen, Hygiene, Essen)		
	Ruhig am Tisch sitzen (z.B. Mahlzeiten)	10
	Baden und Haare waschen	8
Mobilität (z.B. Transfer, Fortbewegung drinnen, draußen)		
Regelung persönlicher Angelegenheiten (z.B. Transport, Einkaufen, Finanzen)		

Schritt 1B: **Produktivität**		Wichtigkeit
Bezahlte / unbezahlte Arbeit (Arbeitsplatz finden/ erhalten, ehrenamtliche Tätigkeit)		
Haushaltsführung (z.B: Saubermachen, Wäsche, Kochen)		
Spiel /Schule (z.B. Spielen, Hausaufgaben)	Geschicklichkeit beim Malen	10
	Geschicklichkeit beim Schneiden	9

Schritt 1C: **Freizeit**	**Wichtigkeit**
Ruhige Erholung (z.B. Hobbies, Basteln, Lesen) ______	☐
______	☐
______	☐
Aktive Freizeit (z.B. Sport, Ausflüge, Reisen) ______	☐
______	☐
______	☐
Soziales Leben (z.B. Besuchen, Telefonieren, Parties, Korrespondenz) ______	☐
______	☐
______	☐

Schritt 3 + 4: **Bewerten - Ersterhebung und erneute Erhebung**

Lassen Sie den Klienten die 5 wichtigsten Probleme benennen und tragen Sie sie unten ein. Bitten Sie den Klienten, mit den Einstufungskarten jedes Problem im Hinblick auf die Ausführung (Performanz) und auf die Zufriedenheit einzustufen. Rechnen Sie die Durchschnittswerte aus, indem Sie alle Performanz- bzw. Zufriedenheits-Werte addieren und die Summe dann durch die Anzahl der in Schritt 3 genannten Probleme dividieren. Bei der erneuten Erhebung stuft der Klient wieder für jedes Problem die Performanz und die Zufriedenheit ein. Errechnen Sie die neuen Werte und die Werteveränderung.

Ersterhebung:			**Erneute Erhebung:**	
Occupational-Performance-Probleme:	**Performanz 1**	**Zufriedenheit 1**	**Performanz 2**	**Zufriedenheit 2**
1. Geschickl. Malen	1	2		
2. Ruhig a. Tisch sitzen	2	1		
3. Geschickl. Schneiden	2	2		
4. Baden u. Haare waschen	3	3		
5.				

Bewertung:	**Performanz-Wert 1**	**Zufriedenheits-Wert 1**	**Performanz-Wert 2**	**Zufriedenheits-Wert 2**
Durch-schnitts-Wert = Gesamt-Performanz- bzw. Zufriedenheits-Werte / Anzahl der Probleme	8/4	8/4	/	/
	2	2		

Veränderung der Performanz = Performanz-Wert 2 ☐ minus Performanz-Wert 1 ☐ = ☐

Veränderung der Zufriedenheit = Zufriedenheits-Wert 2 ☐ minus Zufriedenheits-Wert 1 ☐ = ☐

Zusätzliche Bemerkungen und Hintergrundinformationen:

Ersterhebung:

erneute Erhebung:

Christiane Kiese-Himmel

Diagnostischer Elternfragebogen zur Taktil-Kinästhetischen Responsivität im frühen Kindesalter (DEF-TK)

Datum: 13.06.04

Name: ……………

Vorname: Alexander

Junge ☒ Mädchen ☐ Alter (Mon.): 5,1J.

Geburtsdatum: 03.05.99

Informant: Mutter

Diagnose (sofern gegeben): • Feinmotorischer Entwicklungsrückstand

• Wahrnehmungsstörung

……………

Anmerkung: Je nachdem, wer die Auskünfte erteilt, sind die Fragen entweder in der Form „das Kind" …urteilung durch Personen, die nicht die Eltern des Kindes sind, wie z.B. Großeltern, ErzieherInnen) oder „Ihr Kind …en Eltern) zu formulieren. Im Folgenden wird nur von „Ihr Kind" gesprochen.

Sensorische Anamnese-Fragen und orientierende selektive Verhalt… …chätzung

Zutreffendes bitte ankreuzen

a) Hatte oder hat Ihr Kind Neurodermitis oder ein endogenes Ekzem? (entsprechendes unterstreic… ☐$_1$ ja ☒$_0$ nein

Wenn ja: Sind die Eltern Allergiker? ☐ nein ☐ Mutt… Vate… …e

b) Sind bei Ihrem Kind allergische Hautreaktio… …kannt? ☐$_1$ ja ☒$_0$ nein

……………

……………

c) War Ihr Kind länge… …it e… …st? ☐$_1$ ja ☒$_0$ nein

……………

d) Hatte … der… …e… …hen eine Kinderkrankheit? ☐$_1$ ja ☒$_0$ nein

Wenn ja, we… ……………

e) Ist Ihr Kind bewegungsfreudig? ☒$_0$ ja ☐$_1$ nein

f) Fährt Ihr Kind gerne Karussell? ☒$_0$ ja ☐$_1$ nein

g) Schaukelt Ihr Kind gerne? (Schaukel, Schaukelstuhl, Hängematte) ☒$_0$ ja ☐$_1$ nein

h) Ist Ihr Kind wasserscheu? ☒$_1$ ja ☐$_0$ nein

Diagnostischer Elternfragebogen zur Taktil-Kinästhetischen Responsivität im frühen Kindesalter (DEF-TK)

Folgende Fragen beziehen sich auf das aktuelle Verhalten

	immer	häufig	gelegentlich	nie	nicht beobachtbar
Wehrt sich/sträubt sich Ihr Kind ...					
1) Strumpfhosen zu tragen?	☐ 3	☒ 2	☐ 1	☐ 0	☐
2) Handschuhe zu tragen?	☐ 3	☐ 2	☐ 1	☐ 0	☐
Wehrt sich/sträubt sich Ihr Kind gegen ...					
3) flauschige Kleidung (z. B. Mohairpullis)?	☐ 3	☐ 2	☒ 1	☐ 0	☐
4) wollige, kratzige Oberbekleidung?	☐ 3	☐ 2	☒ 1	☐ 0	☐
5) draußen barfuß zu gehen?	☐ 3	☒ 2	1	☐ 0	☐
6) Vermeidet Ihr Kind den Umgang mit feucht-glitschigen Materialien wie z.B. Fingerfarben, Pasten, Schlamm, Matsch, Rasier- oder Badeschaum?	☒ 3	☐ 2	1	☐ 0	☐
7) Lehnt Ihr Kind feste Nahrung ab?	☐ 3	☐ 2	☒ 1	☐ 0	☐
8) Reagiert Ihr Kind sehr empfindlich auf heiße Speisen/Getränke im Mund?	☐ 3	☐ 2	☒ 1	☐ 0	☐
9) Reagiert Ihr Kind sehr empfindlich auf eiskalte Speisen/Getränke i[illegible] Mund[illegible]	☐ 3	☐ 2	☒ 1	☐ 0	☐
10) Lehnt Ihr Kind h[illegible]n/[illegible] a[illegible]	☐ 3	☐ 2	☒ 1	☐ 0	☐
11) Lehnt Ihr Kind eisk[illegible]etra[illegible] ab?	☐ 3	☐ 2	☒ 1	☐ 0	☐
Wehrt sich/s[illegible]h [illegible] gegen ...					
12) Gesicht wasch[illegible]	☐ 3	☒ 2	☐ 1	☐ 0	☐
13) Fingernägel schneiden?	☐ 3	☒ 2	☐ 1	☐ 0	☐
14) Haare kämmen?	☐ 3	☐ 2	☒ 1	☐ 0	☐
15) Haare schneiden?	☐ 3	☐ 2	☒ 1	☐ 0	☐

Diagnostischer Elternfragebogen zur Taktil-Kinästhetischen Responsivität im frühen Kindesalter **(DEF-TK)**

	immer	häufig	gelegentlich	nie	nicht beobachtbar
16) Eincremen?	☐ 3	☐ 2	☒ 1	☐ 0	☐
Wenn ja, wo? Gesicht ☒ Hände ☒ Körper ☐					
17) heißes Wasser beim Baden oder Waschen?	☐ 3	☒ 2	☐ 1	☐ 0	☐
18) kaltes Wasser beim Baden oder Waschen?	☐ 3	☒ 2	☐ 1	☐ 0	☐
19) Scheint Ihr Kind Schmerzen stärker als andere Kinder zu spüren?	☐ 3	☐ 2	☐ 1	☒ 0	☐
20) Wehrt sich/sträubt sich Ihr Kind gegen, berührt/gehalten/umarmt/gestreichelt/geschmust zu werden?	☐ 3	☐ 2	[illegible]	☒ 0	☐
Wenn ja, wie? Vermeidung/Rückzug ☐ körperlich sich wehren ☐ verbal [illegible] al [illegible]					
21) Ist es Ihrem Kind unangenehm, berührt zu werden, wenn dies für das Kind überraschend (z.B. von hinten) geschieht?	[illegible]	☐ 2	☒ 1	☐ 0	☐
Wenn ja, wie reagiert Ihr Kind dann? Vermeidung/Rückzug ☒ körperlich s[illegible]h [illegible] ☐ [illegible]rbal-vokal ☐					
22) Kommt es vor, daß sich Ihr Kind nach [illegible] rüh[illegible] durch eine unvertrau[illegible] Perso[illegible] ieser S[illegible] t oder kratzt?	☐ 3	☐ 2	☐ 1	☐ 0	☒
23) Steckt Ihr K[illegible]d noch [illegible] den Mund?	☐ 3	☐ 2	☒ 1	☐ 0	☐
24) Komm[illegible] bei[illegible] alen zu fest mit [illegible] a[illegible]	☐ 3	☒ 2	☐ 1	☐ 0	☐
25) Kommt es vor, d[illegible] Kind beim Malen die Hand über das Blatt rutsch[illegible]?	☐ 3	☐ 2	☒ 1	☐ 0	☐
26) Kommt es vor, daß Ihr Kind bei bestimmten Objekten (z.B. rohes Ei, Banane, Eiswaffel) zu fest zudrückt, so daß diese kaputtgehen?	☐ 3	☐ 2	☒ 1	☐ 0	☐

Diagnostischer Elternfragebogen zur Taktil-Kinästhetischen Responsivität im frühen Kindesalter (DEF-TK)

	immer	häufig	gelegent-lich	nie	nicht beobachtbar
27) Kommt es vor, daß Ihr Kind sich geschnitten/aufgeschürft hat (geringfügige blutige Verletzung) und dies nicht merkt?	☐ 3	☐ 2	☐ 1	☒ 0	☐
28) Kommt es vor, daß sich Ihr Kind gestoßen oder gequetscht hat und dies nicht merkt?	☐ 3	☐ 2	☐ 1	☒ 0	☐
29) Kommt es vor, daß sich Ihr Kind absichtlich selbst verletzt?	☐ 3	☐ 2	☐ 1	☒ 0	☐
30) Kommt es vor, daß Ihr Kind bei geschlossenen Augen nur schwer Objekte unterscheiden kann?	☐ 3	☐ 2	☐ 1	☐ 0	☒
31) Hat Ihr Kind manchmal Schwierigkeiten, sich räumlich zu orientieren (über/unter, vorne/hinten, rechts/links)?	☐ 3	☐ 2	☒		☐
32) Greift Ihr Kind manchmal zu kurz oder daneben, wenn es einen Gegenstand ergreifen will?	☐ 3	2	1	☒ 0	☐

Summenwert: PR: 33

Sonstige Beobachtungen/Anmerkungen

Ergotherapie in der Pädiatrie

Katja Biedermann
Anregungen zur Therapiegestaltung nach SI-Grundlagen
in Illustrationen
◆ 3. Aufl. 2003, 120 S., Format 16x23cm, Ringbindung, ISBN 3-8080-0423-1, Bestell-Nr. 1031, € 15,30

Anja Günther / Melanie Jäger
„Ich sehe den Wald vor lauter Bäumen nicht!"
Fördermöglichkeiten für den Alltag visuell wahrnehmungsgestörter Kinder
◆ 2. Aufl. 2005, 76 S., Format 16x23cm, Ringbindung, ISBN 3-8080-0545-9, Bestell-Nr. 1056, € 15,30

Anke Höfkes / Ursula Trahe / Anne Trepte
Alltagssituationen spielend meistern
Ein Handlungsleitfaden für den Alltag von Familien mit hyperaktiven Kindern
◆ 2., durchges. Aufl. 2004, 80 S., Format DIN A5, Ringbindung, ISBN 3-8080-0554-8, Bestell-Nr. 1042, € 15,30

Isabella Huber / Claudia Giezendanner
„Oh je, die Spitze ist abgebrochen!"
Therapiemittel und Übungen zur ergotherapeutischen Behandlung graphomotorischer Schwierigkeiten bei POS/ADS-Kindern
◆ 2. Aufl. 2003, 108 S., farbige Fotos, Format DIN A4, Ringbindung, ISBN 3-8080-0494-0, Bestell-Nr. 1041, € 20,40

Christine Meier / Judith Richle
Sinn-voll und alltäglich
Materialiensammlung für Kinder mit Wahrnehmungsstörungen
◆ 10. Aufl. 2005, 114 Blatt, Format 16x23cm, Ringbindung, ISBN 3-8080-0367-7, Bestell-Nr. 1023, € 19,50

Beate Metzler
Hilfe bei Dyskalkulie
Lernen durch Handeln bei Rechenschwäche
◆ 2., verb. Aufl. 2002, 116 S., Format 16x23cm, Ringbindung, ISBN 3-8080-0520-3, Bestell-Nr. 1040, € 19,50

Patricia Oetter / Eileen W. Richter / Sheila M. Frick
M.O.R.E.
Ein entwicklungstherapeutisches Konzept: Der Mund als Quelle sensorisch-integrativer Funktionen
◆ 2. Aufl. 2001, 216 S., Format 21x28cm, Ringbindung, ISBN 3-8080-0435-5, Bestell-Nr. 1033, € 22,50

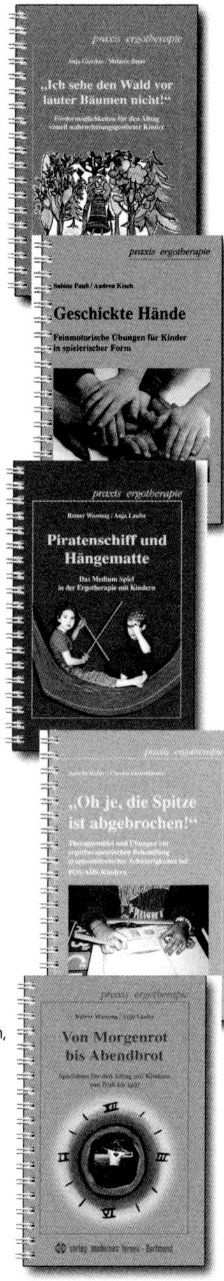

Sabine Pauli / Andrea Kisch
Geschickte Hände
Feinmotorische Übungen für Kinder in spielerischer Form
◆ 9. Aufl. 2003, 144 S., Format DIN A5, Ringbindung, ISBN 3-8080-0442-8, Bestell-Nr. 1020, € 15,30

Sabine Pauli / Andrea Kisch
Geschickte Kinder
Fotokarten-Übungsprogramm zum Thema Körperschema
◆ 2. Aufl. 1999, 160 hochwertige Fotokarten, im Ordner, ISBN 3-8080-0384-7, Bestell-Nr. 1028, € 33,00

Sabine Pauli / Andrea Kisch
Geschickte Hände zeichnen 1
Zeichenprogramm für Kinder von 5-7 Jahren Schwungübungen und Grundformen
◆ 2003, 75 Blatt, Format DIN A4, Block ISBN 3-8080-0532-7, Bestell-Nr. 1045, € 8,60
Geschickte Hände zeichnen 2
Zeichenprogramm für Kinder von 5-7 Jahren Grundmuster
◆ 2003, 89 Blatt, Format DIN A4, Block ISBN 3-8080-0533-5, Bestell-Nr. 1046, € 8,60

Dirk Schilling
Gebt mir Halt!
Entwicklungsorientierte Behandlung von Kindern mit Wahrnehmungsstörungen
◆ 2. Aufl. 1997, 112 S., 16x23cm, Ringbindung ISBN 3-8080-0328-6, Bestell-Nr. 1021,€ 19,50

Rainer Wassong / Anja Laufer
Piratenschiff und Hängematte
Das Medium Spiel in der Ergotherapie mit Kindern
◆ 2. Aufl. 2003, 156 S., 16x23cm, Ringbindung, ISBN 3-8080-0512-2, Bestell-Nr. 1044, € 15,30

Rainer Wassong / Anja Laufer
Von Morgenrot bis Abendbrot
Spielideen f. den Alltag m. Kindern von früh bis spät
◆ 2004, 140 S., Format 16x23cm, Ringbindung, ISBN 3-8080-0558-0, Bestell-Nr. 1058, € 15,30

Mary Sue Williams / Sherry Shellenberger
Wie läuft eigentlich dein Motor?
Theorie und Praxis der Selbstregulierung für Menschen mit ADS/HKS – Das „Alert Program"
◆ 2. Aufl. 2003, 168 S., 21x28cm, Ringbindung, ISBN 3-8080-0468-1, Bestell-Nr. 1037, € 20,40

3/04 / 6.4.05

vml verlag modernes lernen borgmann publishing
Hohe Straße 39 • D-44139 Dortmund • Tel. (0231) 12 80 08 • FAX (0231) 12 56 40
Unsere Bücher im Internet: www.verlag-modernes-lernen.de